NOUVEAU FORMULAIRE

DE

THÉRAPEUTIQUE

Publié sous la direction du

Dr LUTAUD

Rédacteur en chef du *Journal de Médecine de Paris*

AVEC LA COLLABORATION DE MM.

GALLARD, LEBLOND, BERGERON, GOURGUES,

PAUL RODET, S. MARTIN, GODIN, CELLARD

PRÉCÉDÉ D'UNE NOTE

sur les

POISONS ET LEURS ANTIDOTES

et suivi d'un

VADE-MÉCUM DES INJECTIONS HYPODERMIQUES

et d'un

MÉMORIAL THÉRAPEUTIQUE

———···∞···———

PARIS

BUREAU DES PUBLICATIONS

DU *JOURNAL DE MÉDECINE DE PARIS*

52, RUE MADAME

——

1884

NOUVEAU FORMULAIRE

DE

THÉRAPEUTIQUE

NOUVEAU FORMULAIRE

DE

THÉRAPEUTIQUE

Publié sous la direction du

Dr LUTAUD

Rédacteur en chef du *Journal de Médecine de Paris*

AVEC LA COLLABORATION DE MM.

GALLARD, LEBLOND, BERGERON, [GOURGUES,
PAUL RODET, S. MARTIN, GODIN, CELLARD

PRÉCÉDÉ D'UNE NOTE

sur les

POISONS ET LEURS ANTIDOTES

et suivi d'un

VADE-MECUM DES INJECTIONS HYPODERMIQUES

et d'un

MÉMORIAL THÉRAPEUTIQUE

PARIS

BUREAU DES PUBLICATIONS

DU *JOURNAL DE MÉDECINE DE PARIS*

52, RUE MADAME

1884

PREFACE

Nous croyons offfrir à nos confrères une œuvre utile et pratique, en réunissant dans un volume que son format rend particulièrement commode pour le praticien les formules les plus récentes publiées dans la presse française et étrangère pendant les deux dernières années.

Nous avons réuni non seulement les formules, mais encore les notions de thérapeutique se rapportant à des questions nouvelles et pouvant être facilement condensées dans de courts articles. C'est ainsi qu'au lieu d'une formule sèche et souvent incompréhensible, le praticien trouvera les indications suffisantes pour bien appliquer un traitement et bien administrer un médicament,

Ces notes de thérapeutique, recueillies au jour le jour, se trouvent nécessairement éparses dans ce recueil, mais nous avons remédié à cet inconvénient en ajoutant à la fin du volume une table complète par ordre des matières. De cette façon, le praticien n'a qu'à chercher le nom de la maladie qu'il veut combattre pour trouver la liste des médicaments qui peuvent lui être appliqués.

Enfin, nous avons ajouté à ce formulaire un tableau très complet des poisons et de leurs antidotes qui vient d'être publié par le professeur Shlosser et un *vade-mecum* pour l'emploi des injections phyodermiques.

Nous espérons que nos confrères nous sauront gré de nos efforts et accueilleront ce travail avec l'accueil favorable qu'ils ont déjà fait aux diverses publications du *Journal de médecine de Paris*.

POIDS SPÉCIFIQUE DES LIQUIDES

	gr.	c.
Une cuillerée à café d'eau pèse.	4	»
Une cuillerée à soupe d'eau pèse.	16	»
Une cuillerée à soupe de sirop pèse	24	»

20 gouttes des liquides suivants pèsent :

	gr.	c.
Eau distillée.	1	»
Eau sucrée de 10 à 40 0/0	1	»
Sirop.	1	»
Solutions : Strychnine, atropine — Nitrate d'argent — Sulfate de zinc.	1	»
Acide chlorhydrique.	1	»
— azotique.	»	74
— sulfurique.	»	71
Alcool à 86°	»	32
Ammoniaque.	»	90
Ether sulfurique.	»	22
Chloroforme.	»	33
Laudanum, Sydenham et Rousseau.	»	58
Teinture de belladone	»	38
— de colchique	»	38
— de digitale.	»	31

DIVISION

Les Poisons et leurs Antidotes.

Par le professeur Schlosser (de Vienne).

Traduit et annoté par M. Ed. JAMMET.

Il est compris que la première chose est de faire vomir le patient; si le malade a déjà rendu, il est inutile d'administrer le vomitif.

—

Acide carbonique et oxyde de carbone.

Faire sentir de l'ammoniaque et appliquer une douche froide, puis :

Extrait fluide d'ergot.   4 grammes.

Eau.................... 60   —

Dose : une cuillerée à café tous les quarts d'heure.

—

Acide chromique et chromates.

℞ Fer porphyrisé...... 4 grammes.

Emulsion huileuse.. $\Big\}$ ⸺ 45 gr.

Solut. de gomme....

Agitez fortement. Une cuillerée à café toutes les cinq minutes, suivie de deux cuillerées à bouche d'eau.

Acide hydrocyanique (prussique).

℞ Sulfate de cuivre...   1 gr. 75
. Eau ....   30 —
La moitié de suite et le reste cinq mi-
nutes après. Douches froides.

—

Acides minéraux.

℞ Lait de magnésie calcinée.   180 cc.
La moitié immédiatement, puis par
cuillerée à bouche toutes les cinq minutes,
alternant avec deux cuillerées à bouche
d'émulsion huileuse.

—

Acide oxalique et oxalates.

℞ Craie précipitée.   45 grammes.
Eau............   180 cc.
La moitié immédiatement, puis par cuil-
lerée à bouche toutes les dix minutes.
Une heure et demie après :
Ext. fluide de séné.   30 cc.
Sulfate de soude...   10 grammes.
Eau. ....   Q. s. pour 60 cc.
A prendre de suite.

Acide phénique.

Emétique au sulfate de cuivre, puis 180 grammes de lait de magnésie administrés de la manière décrite plus haut, la moitié immédiatement, le reste par cuillerées à bouche toutes les quinze minutes, en alternant avec une cuillerée à bouche d'émulsion huileuse.

—

Aconitine et préparations d'aconit.

Emétique composé de :

Sulfate de cuivre...... 0 gr. 75
Dans eau............... 45 —

A prendre la moitié immédiatement et le reste cinq minutes après, si c'est nécessaire ; puis la potion suivante :

Acide tannique... 4 grammes.
Eau distillée...... 180 —
Sirop simple...... 45 —

Dose : une cuillerée à bouche toutes les cinq minutes.

—

Alcalis caustiques et leurs carbonates.

℞ Acide tartrique. 10 grammes.
Eau. .... 1 litre.

A prendre, un verre immédiatement, puis, toutes les cinq minutes, une cuillerée à café d'huile à manger et 5 cuillerées à café de la solution acide.

—

Alcool (Ivresse).

℞ Pepsine en pâte.......　2 gr.
　Eau distillée..........　180 —
　Acide hydrochlorique..　20 goùtt.
Une cuillerée toutes les cinq minutes.
Ou encore :

℞ Ammoniaque....　10 gouttes.
　Eau. ....　150 grammes.
　Sirop simple....　15　—
A prendre en une seule fois.

—

Ammoniaque.

1º Faire respirer de l'acide acétique concentré.
2º ℞ Vinaigre.....　150 grammes.
　Eau. ....　180　—
　Sirop simple..　15　—
Dose : une cuillerée à bouche toutes les cinq minutes.

3° ♃ Vinaigre.   45 grammes.

Eau.   180   —

En inhalations chaudes.

Eau fraîche en lotions.

—

Aniline et composés.

1° ♃ Sulfate de cuivre.   0 gr. 75

Eau distillée.....   45 —

La moitié immédiatement et le reste cinq minutes après, si c'est nécessaire.

2° Magnésie calcinée et eau en quantité suffisante pour faire 180 grammes de lait de magnésie, à prendre par cuillerées à bouche, une toutes les demi-heures.

—

Antimoniates et tartre émétique.

♃ Acide tannique..   2 gr. 25

Eau distillée....   125 —

Sirop simple....   60 —

F. s. a.

Une cuillerée à café toutes les cinq minutes.

—

Argent (Sels d').

♃ Sel commun...   20 grammes.

Eau...........   250 cc.

A prendre la moitié d'abord, puis par cuillerée à bouche toutes les demi-heures, alternant avec :

Emulsion huileuse.
Sirop de gomme.... } āā 125 cc.

Dose : deux cuillerées à bouche.

Arsenic et Arséniates.

Lait de magnésie calcinée suivant la formule citée plus haut.

Un demi-verre immédiatement, puis par cuillerée à bouche toutes les cinq minutes.

Atropine.

1° Feuilles de Jaborandi. 10 grammes.
Eau bouillante. ...... Q. s.

Pour faire une infusion de 180 grammes.

La moitié de suite, puis par cuillerée à bouche toutes les demi-heures, avec une cuillerée à bouche de vin.

Ou :

2° Muriate de pilocarpine,. 0 gr., 0315
Eau distillée............ 2 —

En injection hypodermique.

Baryte et Sels.

Même traitement que pour les sels de plomb.

—

Belladone.

Même traitement que pour l'atropine.

—

Brôme.

Lait de magnésie calcinée. 180 gr.

Un demi-verre immédiatement, puis par cuillerée à bouche toutes les quinze minutes.

—

Brucine.

Même traitement que pour la strychnine.

—

Cantharides.

℞ Sulfate de cuivre..   0 gr. 75
Eau distillée......   45 —

La moitié immédiatement, le reste cinq minutes après s'il est nécessaire, puis :

Camphre pulvérisé.   2 gr. 25
Sirop de gomme....   250 centilitres.
Laudanum..........,   10 gouttes.
F. s. a.

Agitez fortement. — Dose : une cuillerée à bouche toutes les cinq ou dix minutes.

—

Champignons (Empoisonnement par les).

Même traitement que pour l'hydrate de
chloral, ou bien :

Sulfate d'atropine.   0 gr. 001
Eau..............   5 —

Pour injection sous-cutanée.

—

Chanvre indien.

Même traitement que pour la morphine.

—

Chaux caustique et sels de chaux.

℞ Sulfate de magnésie.   20 grammes.
Eau................   90   —
Sirop simple........   45   —

A prendre immédiatement en une fois ;
puis, toutes les quinze minutes, une cuillerée à café de :

Huile d'amandes douces..   20 grammes.

Pour faire une émulsion de 90 gr.

Chloral hydraté.

℞ Sulfate d'atropine.   0 gr. 002
　Eau. .... 45 —

En deux fois à une demi-heure d'intervalle, ou :

　Teinture de belladone.   2 grammes.
　Eau.................... 45   —

A prendre de la même manière.

—

Chlore et chlorures d'oxydes.

℞ Eau d'amandes amères, G. P. (10
　　p. 100)........ 10 grammes.
　Ether........... ⎫ ā̄ā 30 cc.
　Alcool......... ⎭

En inhalations, puis :

Esprit de nitre doux.   20 grammes.
Sirop de gomme.... ⎫ ā̄ā 40 gr.
Eau.............. ⎭

　　F. s. a.

Une cuillerée à bouche toutes les cinq
ou dix minutes.

—

Chloroforme.

Respiration d'ammoniaque, douches et
glace sur la tête ; puis, une ou deux pou-

dres de Sedlitz, et, dans les cas extrêmes, le vomitif au sulfate de cuivre.

—

Ciguë, conium, cicutine,

Nitrate de strychnine,   0 gr. 01
Eau.................   90 —
Laudanum.............,   30 gouttes.

Deux cuillerées à café tous les quarts d'heure pour le premier tiers de la potion, puis toutes les demi-heures pour le second, et enfin toutes les heures.

—

Codéine.

Même indication que pour la morphine.

—

Colchicine.

Même indication que pour l'aconit.

—

Créosote.

Emulsion huileuse.   250 cc.

A prendre un quart tout de suite, puis par demi-cuillerée à café toutes les dix minutes.

Cuivre (Sels de).

℞ Fer porphyrisé...   12 grammes.
  Soufre lavé......   8   —
  Sirop simple.....   60 cc.
Mêlez bien ; une cuillerée à café toutes
les cinq minutes, alternant avec :
  ℞ Lait de magn. calc.   180 grammes.
  Blanc d'œuf.........   N° 4.
  Eau................   180 grammes.
  Sirop simple.......   90 cc.
Une demi-cuillerée à café toutes les
cinq minutes.

—

Curare.

℞ Nitrate de strychnine.   0 gr., 0315
  Eau................   5 —
En injection hypodermique.

—

Digitale et digitaline.
Même traitement que pour la morphine.

—

Ellébore.
Même traitement que pour l'aconit.

Ergot et ergotine.

Le vomitif indiqué, puis :

     Ether............   2 cc.
     Eau.............   125 —
     Laudanum. ......   10 gouttes.
     Sirop de gomme..   20 cc.

Une cuillerée à bouche toutes les demi-
heures.

—

Étain (Sels d').

     ℞ Ipéca p........   2 grammes.
     Eau...........   90 cc.
     Sirop simple...   20 —

Pour un vomitif. A prendre en deux
fois à quinze minutes d'intervalle, puis :
Lait de magnésie calcinée.   180 gr.

A prendre un tiers tout de suite, puis
par cuillerée à bouche toutes les cinq minutes. Lait à volonté, autant que possible.

—

Éther.

     ℞ Ammoniaque...   15 gouttes.
     Eau ....   20 grammes.

A prendre en une fois. Puis : respiration d'ammoniaque, douches froides, air frais. —

Hydrogène sulfuré, air impur, gaz des fosses d'aisance, des puisards, des égouts.

Gouttes anodines d'Hoffmann.... 30 cc.

10 gouttes toutes les cinq minutes dans une cuillerée à café d'eau, puis :

Esprit de nitre doux. 45 cc.

Versez sur un linge et faites respirer au patient. Peut être remplacé par des inhalations de chlorure de chaux. Renouveler l'air aussi souvent que possible, éponger la face avec du vinaigre.

—

Iode.

℞ Amidon. 8 grammes.

Eau..... Q. s. pour faire 150 cc.

Faites bouillir et ajoutez :

Lait de magnésie calcinée. 150 gr.

Une cuillerée à bouche toutes les cinq minutes.

—

Jusquiame.

Même traitement que pour la morphine.

Lobélie.

Vider l'estomac avec la pompe stomacale, administrer des stimulants, faire une injection sous-cutanée de 2 milligr. de nitrate de strychnine. — (Dʳ P. Rodet, *Journal de médecine de Paris*, 9 septembre 1882).

—

Lactucarium.

Même traitement que pour la morphine.

—

Mercure et préparations mercurielles.

Vomitif, eau albumineuse, eaux minérales hydrosulfurées, électuaire de soufre :

Soufre lavé... ⟩ ā̄ā P. E.
Miel blanc... ⟩
Lait.

—

Monnaies de cuivre (pièces avalées).

Extrait fluide de séné... 30 cc.
Eau....................... 30 —
Sulfate de soude........ 10 gr.

A prendre en une seule fois. La dose est pour un adulte ; les enfants suivant l'âge.

Morphine.

L'émétique indiqué, puis :

Café noir fort.....   180 cc.
Acide tannique. ..   4 grammes.
Sirop simple.......   45 cc.

Une cuillerée à bouche toutes les cinq minutes.

—

Morsures de chiens et de chats.

℞ Potasse caustique.   0 gr. 75
Eau..............   500 —

En lotions et en compresses jusqu'à l'arrivée du médecin.

—

Morsures d'insectes.

Applications d'ammoniaque.

—

Morsures de serpents.

1º Lotion à la potasse caustique indiquée.

2º Ammoniaque.....   30 gouttes.
Eau..............   150 grammes.
Sirop simple,.....   30   —

Une cuillerée à bouche toutes les cinq minutes.

Moules, Viandes gâtées, Dorades, Congres.

Même traitement que pour l'ergot.

—

Nicotine et Tabac.

℞ Vinaigre......... 45 grammes.
Eau............... 30 —
Sirop simple..... 45 cc.

La moitié tout de suite, puis, par cuillerée à bouche, toutes les cinq minutes. Pour les cas graves, même traitement que pour l'empoisonnement par la morphine. Ou bien :

℞ Acide tannique... 4 grammes.
Eau.............. 180 —
Sirop simple..... 45 —

Une cuillerée à bouche toutes les cinq minutes.

—

Opium.

Même traitement que pour la morphine.

—

Pétrole et huiles essentielles.

℞ Emulsion huileuse.   Un litre

A prendre en aussi grande quantité que possible.

—

Phosphore.

Le vomitif indique, puis :

℞ Essence de téréb. *Vielle*....   30 cc.
Jaune d'œuf................   N° 2.
Eau de menthe...........   210 cc.
Sirop simple.............   45 —

Faites une émulsion, agitez fortement et donnez le premier quart par cuillerée à bouche toutes les demi-heures, puis toutes les heures.

Dans les cas douteux on administrera :

Lait de magnésie...   20 cc.
Eau chlorée.........   125 —

—

Phosphore (Brûlures par le).

Laver la plaie avec :

Nitrate d'argent....   1 gr. 75
Eau...............   20 cc.
F. s. a.

—

Santonine.

Le vomitif indiqué.

Plomb (Sels de).

℞ Extrait fluide de séné.   30 cc.
Sel d'Epsom...........   30 gr.
Eau tiède........... 250 cc.

A prendre en deux fois à dix minutes d'intervalle.

—

Sabine.

Même traitement que pour la morphine.

—

Stramonium.

Même traitement que pour la morphine, puis :

Sulfate de morphine.   0 gr. 08
Eau...............   10 cc.

Pour injections sous-cutanées.

—

Strychnine.

℞ Tannin...........   2 gr. 25
Eau............... 125 cc.
Sirop de gomme....   60 —

Une cuillerée à bouche toutes les cinq minutes, puis :

Hydrate de chloral.   4 grammes.
Eau............... 90 cc.
Une cuillerée à bouche toutes les demi-
heures.

—

Vératrine.

Même traitement que pour la morphine.

—

Zinc (Sels de).

Acide tannique.....   4 grammes.
Eau............... 125 cc.
Sirop de gomme....   60 —
Une cuillerée à bouche toutes les cinq
minutes.

REVUE DE THÉRAPEUTIQUE
DE POSOLOGIE
ET DE PHARMACOLOGIE

La plupart des formules et des articles de thérapeutique, publiés dans ce recueil, ont été empruntées à la Presse médicale française et étrangère. Le nom des auteurs a été indiqué avec soin, ainsi que les sources bibliographiques, lorsque cela a été possible. Nous prions nos confrères qui remarqueraient quelque lacuue, erreur ou omission dans notre travail, de vouloir bien nous les signaler.

La nature de cette publication ne permet pas d'établir une division parfaite des matières. On trouvera à la fin du volume une table détaillée qui remédiera à cet inconvénient.

La coca dans les affections douloureuses du pharynx et du larynx

(Coupard.)

Faire une macération alcoolique de feuilles de coca.

Puis évaporer l'alcool au bain-marie jusqu'à une consistance du macératum, qui se rapproche de la consistance sirupeuse.

S'emploie en badigeonnages ou en pulvérisation (avec addition, dans le dernier cas, de 1/10 d'eau), dans les *pharyngites douloureuses chroniques* et même *subaiguës*; dans la *phthisie laryngée* douloureuse; dans certaines *toux convulsives*; réussit quelquefois dans le *spasme œsophagien*.

Si la préparation est employée pour attouchements laryngiens, s'en servir telle qu'elle est indiquée ci-dessus; si c'est pour attouchements pharyngiens, y ajouter 1/6 de son poids de glycérine neutre.

—

Antiseptique pour les plaies atoniques et les plaies de mauvaise nature.

℞ Thymol cristallisé.   1 gram. 50
  Alcool...........   15 —
  Glycérine........   30 —
  Eau distillée...... 1000 —
     F. S. A.

Une solution avec laquelle on lavera les plaies à chaque pansement.

On les recouvrira ensuite d'ouate ou de plumasseaux de charpie, imbibés de la même solution. (*La Salute Italia medica.*)

———

Formules empruntées au fascicule publié par la Soéiété de médecine de Paris :

D. — ÉMULSION DES MÉDICAMENTS INSOLUBLES DANS L'EAU.

On emploie, pour ces préparations, la teinture de quillaya saponaria à 1/5e.

Émulsion de baume de tolu.

Baume de tolu........ 2 parties.
Alcool à 90° cent...... 10   —
Teinture de quillaya... 10   —
Eau chaude. 98   —

Dissolvez le baume de tolu dans l'alcool, ajoutez la teinture de quillaya, puis l'eau.

Préparez de même les émulsions de baume de copahu, de goudron, d'huile de cade, etc·

E. — PRÉPARATIONS A BASE D'EUCALYPTUS GLOBULUS (MYRTACÉES).

Toutes les parties de cette plante sont aromatiques; les feuilles, principalement, sont imprégnées d'une huile volatile ayant l'odeur d'essence de menthe. Cette huile volatile est formée de deux principes : l'*eucalyptol* ($C^{24}H^{18}$) et l'*eucalyptène* ($C^{24}H^{20}O^{2}$); cette dernière substance, qui ne diffère de la première que par de l'eau ($H^{2}O^{2}$), est la plus importante. Dans le catarrhe pulmonaire, elle paraît exempte des propriétés irritantes de l'eucalyptol.

Préparations et doses.

Les mêmes que pour la coca.

Sirop d'eucalyptus.

Feuilles d'eucalyptus....	50 gr.
Eau distillée d'eucalyptus.	100 —
Eau......................	Q. S.
Sucre...................	650 gr.

Faites infuser l'eucalyptus dans 250 gr. d'eau, passez après trois heures avec expression, filtrez et complétez 250 gr., ajoutez les 100 grammes d'eau distillée et faites fondre le sucre au bain-marie couvert.

F. — PRÉPARATIONS A BASE DE FER.

Bromure de fer $(FeBr = 108)$.

Limaille de fer........	40 gr.
Eau distillée..........	216 —
Brome.................	80 —

On introduit l'eau, puis le brome, dans un matras, et l'on ajoute peu à peu la limaille de fer; on chauffe, vers la fin, pour compléter la réaction et jusqu'à ce que le liquide soit d'une belle couleur verte.

Cette solution normale renferme le tiers de son poids de bromure de fer ; elle s'altère facilement comme celle d'iodure de fer.

1º *Pilules de bromure de fer.*

Solution normale à 1/3 filtrée....	15 gr.
Limaille de fer porphyrisée......	0.10
Gomme arabique pulvérisée.....	Q. S.
Réglisse en poudre.	Q. S.

F. s. a. 100 pilules.

On roule ces pilules dans le lycopode ou on les recouvre d'une couche de baume de tolu dissous dans l'éther. Chaque pilule contient 0 gr. 05 de bromure de fer.

2º *Sirop de bromure de fer.*

Solution normale de bromure de fer à 1/3..............	15 gr.
Sirop de gomme à la fleur d'oranger.................	985 —

Mêlez.

20 grammes de ce sirop ou une cuillerée à bouche contiennent 10 centigrammes *de bromure de fer.*

Protochlorure de fer.

1° Sirop de protochlorure de fer.

Protochlorure de fer sec......   5 gr.
Eau de fleurs d'oranger........   20 —
Sirop de fleurs d'oranger...... 175 —
Sirop de gomme...............   800 —

Faites dissoudre le protochlorure de fer dans l'eau de fleurs d'oranger, et ajoutez la solution filtrée au mélange des deux sirops.

20 grammes de ce sirop ou une cuillerée à bouche contiennent 10 centigrammes de protochlorure de fer.

2° Pilules de protochlorure de fer.

Protochlorure de fer sec...   10 gr.
Poudre de guimauve.......   10 —
Mucilage..................   Q. S.

F. s. a. 100 pilules qui seront roulées dans le lycopode.   E. GOBIN.

Phosphate de protoxyde de fer.

1° Solution chlorhydrique de phosphate de fer ou chlorhydrophosphate de fer.

Chlorure ferreux............... 5 gr.
Acide phosphorique médicinal... 5 —
Eau distillée pour faire 1 litre... Q. S.
  Filtrez.

20 grammes de cette solution contiennent 10 centigrammes de sel de fer.

2° *Sirop de chlorhydrophosphate de fer.*

Chlorure ferreux............. 5 gr.
Acide phosphorique médicinal. 5 —
Eau distillée............... 350 —
Sucre concassé.............. 640 —

Dissolvez le chlorure ferreux dans l'eau distillée, ajoutez l'acide phosphorique et faites fondre le sucre à une douce chaleur.

20 grammes de ce sirop contiennent 10 centigrammes de sel de fer.

En remplaçant le sel ferreux par le sel ferrique, on obtient la solution et le sirop de chlorhydrophosphate de peroxyde de fer.

Pyrophosphate de soude et de fer.

1° *Solution.*

Pyrophosphate de soude........ 25 gr.
Sulfate ferrique sec.......... 5 —
Eau distillée pour faire 1 litre.. Q. S.

Dissolvez le pyrophosphate de soude dans 250 grammes d'eau, le sulfate ferrique dans 100 grammes ; ajoutez, en remuant, la solution ferrique à la solution de pyrophosphate, et, à la liqueur limpide et incolore, ajoutez Q. S. d'eau distillée pour faire 1 litre ; filtrez.

20 grammes de cette solution contiennent 10 centigrammes de sel de fer.

2° *Sirop.*

Pyrophosphate de soude........	25 gr.
Sulfate ferrique sec.	5 —
Eau distillée.................	350 —
Sucre........................	620 —

20 grammes de ce sirop ou une cuillerée à bouche contiennent 10 centigrammes de sel de fer.

—

Mélange pour pansement des coupures.

Voici, pour terminer, la formule d'un mélange que nous recommandons pour le pansement des coupures ou blessures peu graves :

Résorcine...............		1 gr.
Teinture d'aloès.		
— d'arnica........	āā	30 —
Extrait de saturne.		
Eau commune...........		500 —

M. s. a.

On recouvre la plaie, lavée avec soin, et dont on a rapproché les bords, s'il y a lieu, avec des bandelettes de diachylum, d'un morceau d'amadou souple, imbibé du mélange précédent et maintenu en place, avec une légère pression, par une bande de toile. L'amadou est arrosé de temps en temps avec ce mélange, de façon à être constamment humide, et n'est enlevé qu'au bout de plusieurs jours, lorsque le travail de cicatrisation est presque complètement terminé.

E. Godin.

De la pepsine employée pour prévenir le mal de mer.

Le *Répertoire de pharmacie* signale une curieuse application de la pepsine ; il s'agit de combattre le mal de mer. On l'emploie à la dose suivante : on en prend sur une grosse pointe de couteau, et on la délaye dans un verre d'eau, en y ajoutant 5 gouttes d'acide chlorhydrique; cela plusieurs fois par jour, surtout avant et après les repas. Dans environ 20 cas, chez des personnes qui n'avaient jamais voyagé sur mer précédemment, aussitôt les premiers symptômes du mal de mer, la pepsine a donné d'excellents résultats. Ce traitement est d'autant plus avantageux, qu'il est inoffensif, et peut être appliqué chez les jeunes enfants.

Dr Oct. Gourgues.

Des flèches de pate de nitrate de plomb dans le traitement du cancroïde du col de l'utérus. (J. Chéron.)

Je signalais, il y a quelques mois, les résultats encourageants que j'avais obtenus à l'aide du nitrate de plomb en poudre appliqué au traitement de l'épithélioma du col de l'utérus.

Depuis ce temps là, je n'ai point abandonné la question et, après un grand nombre d'applications, j'ai pu me rendre compte de l'insuffisance d'action du nitrate de plomb employé en poudre à la surface de l'épithélioma.

Cette poudre n'atteint qu'une faible épaisseur de la lésion ; il faut donc l'employer d'une façon très répétée. Mais malheureusement elle attaque les tissus sains aussi bien que les tissus ulcérés. Pour remédier à ces inconvénients et utiliser le maximum d'action de cette substance, j'ai prié un pharmacien distingué, M. Chevrier, de me faire des flèches de nitrate de plomb dont voici la formule :

Nitrate de plomb........ 6 parties

Farine de froment...... 30   —

Voici comment je procède dans l'emploi de ces flèches :

Je fais dans l'épaisseur de l'épithélioma du col des ponctures profondes à l'aide du thermo-cautère et, dans chacune de celles-ci, j'introduis une flèche de nitrate de plomb dont je retranche toute la partie qui dépasse. Puis je passe un tampon d'ouate imprégnée d'une petite quantité de glycérine sur le col ainsi préparé et je laisse le tout en place pendant plusieurs jours.

Une suppuration abondante survient en peu de temps, des injections sont pratiquées deux ou trois fois par jour, à l'aide de la mixture suivante pour désinfecter :

Teinture d'iode......... 2 grammes
Salicylate de soude...... 10   —
Liqueur de goudron..... 500   —

Trois à six cuillerées à bouche dans chaque injection d'eau tiède.

Vers le septième ou huitième jour, je retire le tampon d'ouate et je constate, après un abondant lavage, que toutes les parties dans lesquelles des flèches ont été passées, ont été détruites.

La surface bourgeonne rapidement et tend à se recouvrir d'épithélium.

De nouvelles flèches peuvent être placées dans les portions de tissus qui semblent encore être douteuses.

Poudre contre l'atonie gastro-intestinale
(G. Sée.)

Magnésie calcinée. }
Craie lavée....... } āā.. 30 gram.
Colombo pulvérisé....... 2 —
Vanille pulvérisée....... 1 —
Mêlez.

Une demi-cuillerée à café avant chaque repas aux personnes atteintes d'atonie gastro-intestinale avec tympanisme. On y ajoute, dans certains cas, 5 à 10 gouttes de teinture de noix vomique dans une cuillerée de café noir, à la fin du repas, purgatifs salins de temps en temps.

—

Bols antiblennorrhagiques (Simonnot.)

Baume copahu.......... 25 gram.
Poivre cubèbe pulvérisé. 122 —
Cire.................... 12 —
Ratanhia pulvérisé..... 9 —
Magnésie carbonatée.... 6 —

Faire des bols d'un gramme, qu'on roule dans du sous-carbonate de fer, qu'on vernit ensuite dans une dissolution éthérée de baume de tolu et de résine de mastic.

—

Potion contre l'hémoptysie (VINDEVOGEL.)

Teinture de digitale......   2 gram.
Ergotine de Bonjean......   5 —
Sirop de morphine.......   30 —
Eau distillée............ 200 —

F. s. a. une potion à donner par cuillerées d'heure en heure, dans le cas d'hémoptysie, repos absolu, révulsifs sur les membres inférieurs. Eviter par tous les moyéns possibles la congestion pulmonaire.

—

Pilules antidiarrhéiques. (HUARD.)

Extrait de ratanhia pulv. ⎫
  — de monesia pulv. ⎪
  — de colombo pulv. ⎬ $\overline{aa}$. 2 gram.
  — dower......... ⎭
Essence d'anis............... 2 gout.

F. s. a. 40 pilules, de 6 à 10 par jour dans les diarrhées chroniques.

Stanislas MARTIN.

Un nouveau remède contre l'asthme.

On prétend qu'on emploie depuis longtemps déjà en Australie un remède efficace contre l'asthme, dont les propriétés
surpasseraient de beaucoup celles des
autres médicaments. C'est une variété
d'euphorbe, qu'on récolte à Queensland
et qu'on désigne sous le nom de *Euphorbia pilulifera*.

Elle donnerait les meilleurs résultats
dans l'asthme et les affections bronchi-
ques.

Feuilles d'eupborbia piluli-
    fera .... 30 gram.
Eau........................... 2 lit. 270

Faire bouillir et réduire à 0 litre 560, en
prendre deux ou trois verres par jour.

Les cas d'asthme les plus opiniâtres,
aussi bien que toutes les affections thora-
ciques avec toux, seraient très heureuse-
ment modifiés par ce médicament.

Il est facile de recueillir les feuilles de
la plante, de les faire sécher et de les
garder pendant un temps considérable.
D'autres espèces d'euphorbe sont aussi

connues pour leurs propriétés médicinales. C'est ainsi que l'*euphorbia nereifolia* est employée par les Indiens comme purgatif et que la racine de l'*euphorbia ipecacuanha* passe pour posséder les mêmes propriétés que l'ipécacuanha ordinaire. (*The Medical Record*, 6 mai 1882, p. 503.)

Paul RODET.

—

[Solution contre l'asthme (HUCHARD.)

Iodure de potasssium.
Teinture alcoolique de Lobélie........... $\bar{a}\bar{a}$. 10 gram.
Teinture de polygala.
Extrait d'opium........... 0 gr. 10 c.
Eau distillée............. 300 gram.

F. s. a. une solution dont vous donnez une cuillerée à soupe matin et soir, pour combattre les accès d'asthme accompagnés de catarrhe bronchique.

—

Pilules contre la septicémie (SIREDEY).
Acide phénique............. 1 gramme.
Gomme pulvérisée, réglisse pulvérisée, savon médicinal Q. s.

Pour 10 pilules, de 3 à 6 par jour, dans les cas de septicémie d'origine puerpérale accompagnée de lochies fétides et de frissons. Injections vaginales phéniquées.

—

Mixture antiphlogistique et diaphorétique
(Phil. med. Times.)

Esprit de mindererus........	60 gram.	
Ether nitreux..............	30 —	
Sirop d'écorces d'oranges amères..............	} āā. 50 —	
Eau de fleurs d'oranger.		
Teinture d'ellébore..........	26 gout.	

M. s. a.

Une cuillerée à bouche dans un demi-verre d'eau toutes les deux heures.

Stanislas MARTIN.

—

Injections vaginales désinfectantes
(CHÉRON).

Teinture d'iode........	2 gram.
Salicylate de soude.....	10 —
Liqueur de goudron....	500 —

3 à 6 cuillerées à bouche dans chaque injection d'eau tiède. Stanislas MARTIN.

Pommade d'Helmerich modifiée.

(HARDY ; GALLOIS.)

Soufre sublimé et lavé...... 50 gram.
Sous-carbonate de potasse.. 25 —
Axonge................... 300 —

Mêlez. — Le galeux est d'abord frictionné au savon noir, pour bien nettoyer la peau, puis placé dans un bain tiède où il reste une heure. En sortant du bain, il est frictionné de nouveau sur tout le corps avec la pommade, qu'il doit conserver sur la peau pendant 4 ou 5 heures au moins, afin d'assurer la destruction des acares. Cela fait il reprend un bain. Pendant ce temps, ses vêtements sont exposés à l'air, lavés avec soin, passés au soufre, ou soumis dans une étuve à une température de 80 degrés, qui tue les animalcules et leurs œufs.

Traitement du tympanisme intestinal si fréquent dans les cas de tumeurs fibreuses de l'utérus. (J. CHÉRON.)

On observe très fréquemment chez les malades atteintes de fibromes utérins d'un certain volume un tympanisme abdominal qui produit une gêne considérable. Les personnes atteintes de la sorte jugent elles-mêmes la question et demandent à être débarrassées de leur ballonnement.

J'ai vainement fait appel en pareille circonstance à la plupart des moyens préconisés, charbon, craie préparée, poudre d'yeux d'écrevisses, magnésie, carminatifs de toutes sortes, etc.

Voici les moyens auxquels je me suis arrêté avec quelque succès :

1° Suppression du vin et de toute boisson alcoolique. Boire de l'eau au repas. On peut faire usage d'une eau minérale.

2° Prendre quatre fois par jour une cuillerée à bouche de la potion suivante :

Teinture de valériane......	10 gr.
Alcoolat de mélisse.........	15 —
Sirop d'éther...............	40 —
Eau de menthe..............	30 —
Eau distillée...............	120 —

3° Faire des onctions douces matin et soir sur la région abdominale avec la pommade suivante :

Extrait de bryone......   4 gr.

Axonge...............   30 —

Employer gros comme une noisette.

En général, sous l'influence de ces moyens, le tympanisme diminue en deux ou trois jours, surtout si, en même temps, la malade veut bien se condamner à suivre un régime composé de viandes rôties et grillées et de légumes tels que épinards, laitue cuite, chicorée cuite, carottes et cardons.

Le succès ne saurait être absolument durable, la cause existant toujours, il faut donc reprendre ce traitement de temps en temps et poursuivre le régime de l'eau, chaque fois pendant une dizaine de jours.

—

Des phosphates dans la tuberculose.

(M. DUJARDIN-BEAUMETZ.)

Phosphate de soude.....   6 grammes.

Phosphate de potasse...   3   —

Vin de Bagnols.........   200   —

Sirop d'écorces d'oranges

amères   60   —

Le malade en prend la valeur d'un verre à liqueur à la fin de chaque repas.

Sans pouvoir être considérée comme un spécifique, cette préparation donne cependant de très bons résultats chez les tuberculeux constipés qui ne peuvent supporter le vin de quinquina.

—

Traitement des taches pigmentaires de la peau, par Hébra.

Le borax et le sublimé sont les médicaments les plus ordinairement employés pour faire disparaître les taches pigmentaires.

Le premier a une action lente et faible (il occasionne rarement de l'eczéma), le second agit énergiquement et plus rapidement ; bien d'autres agents ont été préconisés. M. Hébra propose dans le *Berliner Klinische Wochenschrift*, le traitement suivant : le soir, en se couchant, on applique sur les parties malades des rondelles de mousseline enduites de la pommade suivante :

Magistère de bismuth. $\Big\}$ $\overline{aa}$.. 2 gr. 50 c.
Précipité blanc......

Axonge....... .... 50 gram.

Mêlez.

Le lendemain matin on enlève les bandelettes et après avoir fait la toilette on passe dessus un peu de poudre d'amidon pour cacher les taches brunes.

—

Du sulfure de calcium pris à l'intérieur dans le traitement du catarrhe utérin.

(J. Chéron.)

Les bons effets obtenus, par quelques auteurs, du sulfure de calcium pris à l'intérieur, dans le traitement des différentes lésions accidentelles que peuvent présenter les scrofuleux, m'en ont fait étendre l'usage au traitement du catarrhe utérin.

Il n'est pas douteux que cette affection si rebelle est le reflet d'une diathèse ou d'un état constitutionnel qu'il faut atteindre par un traitement général, en même temps que par un traitement local on s'efforcera de modifier l'altération de l'organe qui en est le siège.

De tous les moyens qui s'adressent à la diathèse, le sulfure de calcium pris à l'intérieur m'a semblé le modificateur le plus fidèle, celui dont l'action s'exerce avec le plus de rapidité.

Voici la formule à laquelle je me suis arrêté, ainsi que la dose minimum et la dose maximum auxquelles je me suis tenu après de nombreuses applications :

Sulfure de calcium.   0,12 centigr.

Sucre de lait......   4 grammes.

En 40 pilules.

Prendre de 2 à 5 pilules par jour, une demi-heure avant les repas ou trois heures après.

J'ai vu des malades, atteintes de catarrhe utérin, tarir en quelques minutes un écoulement leucorrhéïque ancien et rebelle.

Pour que le résultat soit durable, il faut, après avoir employé ce traitement pendant un mois, le suspendre pendant quinze jours, recommencer, et toujours ainsi pendant quatre à cinq mois. Sans cela, la récidive est à craindre.

—

Les cicatrices de la variole ; moyens de les prévenir.

La médication employée par Schwimmer consiste dans des applications topiques d'acide phénique et de thymol sur les régions de la peau les plus exposées à la vue. Voici les formules des préparations qu'il a employées :

1er. Acide phénique ..... 4 à 5 grammes.
    Huile d'olive......... 40 —
    Craie lavée en poudre 60 —
    Pour une pâte molle :
2e. Huile phénique ..... 5 grammes.
    — d'olive...
    Amidon très pur $\left\{ \overline{\overline{aa}}, \right.$ 40 —
3e. Thymol .. .. 2 grammes.
    Huile de lin........ 40 —
    Craie lavée en poudre. 60 —

Cette médication topique, essayée sur plus de 600 varioleux, a donné, au dire de l'auteur, des résultats surprenants. Elle prévenait toute suppuration interne dans les parties de la peau revêtues de l'enduit protecteur, et hâtait l'évolution des pustules, de telle sorte qu'à la face, la dessiccation avait sur les autres parties du corps une avance de quatre, cinq et jusqu'à huit jours, et l'exanthème ne laissant jamais à sa suite ses cicatrices tant redoutées.

—

Traitement de la dysménorrhée chez les arthritiques par les salicylates (J. Chéron.)

L'influence de l'arthritisme sur la dysménorrhée a été signalée par Weit et Simpson. Cette influence, très manifeste pour le clinicien, est démontrée par un traitement approprié plus particulièrement à l'aide des salicylates. *Naturam morborum curationes ostendunt.*

Les salicylates qui trouvent plus particulièrement leur indication dans la dysménorrhée liée à l'arthritisme, sont le salicylate de soude et le salicylate de quinine.

Le salicylate de soude est employé avec

avantage à supprimer la crise douloureuse
du début. Il suffit de prendre au moment
où apparaissent les douleurs, deux cuillerées à bouche de la potion suivante,
c'est-à-dire deux grammes de sel.

> Salicylate de soude..... 1 gr.
> Punch au rhum........ 60 —
> Eau distillée.......... 100 —

Si la douleur reprend quelques heures
plus tard, la même dose doit encore être
employée et portée jusqu'à six cuillerées
au maximum, c'est-à-dire *six grammes*,
dans les vingt-quatre heures.

Le salicylate de quinine trouve plus
particulièrement son emploi dans la dysménorrhée liée à l'arthritisme où la névralgie lombo-abdominale existe d'une
façon très nette et révèle plus particulièrement son existence quelques jours avant
les règles.

C'est en cachets qu'il est préférable
d'employer ce sel pur soluble.

> Salicylate de quinine..... 1 gr.
> en 10 cachets.

Prendre un cachet trois fois par jour.

Lorsqu'en dehors du moment de l'apparition des règles, il existe des migraines, des douleurs musculaires ou articulaires, il est bon d'employer le salicylate de soude à la dose de 1 ou 2 grammes par jour pendant tout le mois.

Si, dans les mêmes conditions, il existe des névralgies avec retour périodique, le salicylate de quinine, à la dose de 20 centigrammes par jour, en deux fois, sera employé d'une façon suivie, avec avantage.

La cessation presque immédiate de l'accès est vraiment digne d'attention.

Traitement des vomissements incoercibles.

Le Dr Braun, se trouvant en présence d'une femme, au quatrième mois de sa grossesse, qui était atteinte de vomissements incoercibles et ne voulant pas provoquer l'avortement, employa le moyen suivant. Il fit baigner pendant cinq minutes le col de l'utérus dans une solution de nitrate d'argent à 1/10, puis il essuya convenablement toutes les parties, afin d'arrêter l'action caustique. Ce résultat fut si prompt, qu'au bout d'une heure la malade put manger de la viande et n'eut plus jamais de vomissements. (*Wien. med. Zeitung*, 31 janvier 1882.)

Traitement du mal de mer.

Le Dr MILAN SOULÉ a expérimenté depuis trois ans les bromures, selon la méthode indiquée par Beard. Pendant près de quatre ans il a essayé toutes les substances et médicaments proposés sans obtenir aucun succès. Avec les bromures, il a pu empêcher complètement ou soulager beaucoup la maladie. Voici la formule à laquelle il donne la préférence :

Bromure de sodium... ⎫ āā. 10 gram.
—   d'ammonium. ⎰

-Eau de menthe............ 100 —

Une cuillerée à café avant les repas et en se couchant.

On commencera ce traitement trois jours avant de s'embarquer.

Quand on a négligé le traitement préliminaire et que la maladie est déclarée, il verse dans un demi-verre d'eau une cuillerée à café de la mixture précédente, en y ajoutant une goutte d'extrait d'ipécacuanha et il fait prendre toutes les cinq minutes une cuillerée à café de ce mélange. Généralement, en moins d'une heure, le soulagement est manifeste.

L'hyosciamine lui a rendu également de grands services.

L'atropine est également utile, mais détermine parfois la rétention d'urine.

Avec le nitrite d'amyle, il a échoué complètement. (*London med. Record*, 15 mai 1882, p. 180.)   Paul RODET.

—

Du régime dans la néphrite chronique.

M. LICHTHEIM fait remarquer que la pratique ordinaire consiste à prescrire un régime plus riche en albumine que d'habitude, dans le but de remplacer celle qui est éliminée par le rein.

Cependant le danger qui résulte pour le malade de la perte de l'albumine est bien moindre que celui qui provient de la filtration imparfaite opérée par les reins et de la rétention consécutive des déchets azotés dans le sang. Pendant longtemps, cette rétention peut être compensée par suite de l'augmentation de la pression sanguine et de l'hypertrophie cardiaque qui arrivent à produire une élimination suffisante, même quand les reins ne sont plus normaux. On a donc tort d'exagérer cette compensation en donnant des aliments azotés en grande quantité, ce qui aboutit tout simplement à une formation exagérée de déchets azotés, qui nécessite un surcroît de travail de la part des organes d'élimination. Un tel régime conduit forcément à augmenter la pression sanguine et l'hypertrophie cardiaque, jusqu'à ce qu'enfin le cœur épuisé cesse de s'hypertrophier et se laisse dilater ; en d'autres termes, c'est un nouvel obstacle, qui est créé à la circulation déjà troublée. En donnant des aliments peu azotés, l'auteur a constaté la disparition de la dyspnée, dans des cas de néphrite confirmée.

Il a de la tendance à regarder cette dyspnée, non comme urémique, mais comme une simple conséquence de la contraction insuffisante du cœur, et qu'on peut comparer par conséquent à la dyspnée des cardiaques. (*Correspond. bl. für Schweiz, Aertze*, n° 7, 1882.)   Paul RODET.

—

Traitement de l'empoisonnement par le chloral.

Le Dr KANE résume ainsi les points principaux sur lesquels doit se baser la thérapeutique de l'empoisonnement par le chloral. D'abord il faut évacuer l'estomac, puis instituer un traitement selon le but que l'on veut obtenir.

Pour exciter le cœur.

Citrate de caféine..
Strychnine........   } En injections
Digitale .... } hypodermiques.
Atropine.........

Alcool en injections et en lavements.

Nitrite d'amyle en inhalations.

Carbonate d'ammoniaque en injection intra-veineuse.

Pour empêcher le refroidissement.

Enveloppement dans des couvertures, boules d'eau chaude aux pieds et autour du corps.

Pour exciter la respiration.

Electricité, faradisation du phrénique, oxygène, inhalations.

Pour rappeler l'intelligence.

Lavements de café fort, douche sur la tête, parler au malade et le secouer.

Ne jamais dépasser 0 gr. 005 d'atropine. On se guidera sur le pouls et non sur la pupille pour savoir quand on aura atteint la dose maximum.

On pourra donner 0 gr. 005 de strychnine, puis 0 gr. 0025 et 0 gr. 0001 et même davantage dans une heure, en injection sous-cutanée, s'il n'y a pas d'amélioration.

Si la dose de chloral absorbée a été élevée on pourra augmenter la dose de strychnine. (*Practitioner*, fév. 1882, page 134.)   Paul RODET.

—

Alcoolature de drosera rossolis.

Le drosera a été très vanté, puis presque entièrement abandonné. M. Pierre VIGIER, dans la *Gazette hebdomadaire*, pense qu'on aurait des résultats beaucoup plus décisifs si on l'employait à doses plus élevées.

Voici les doses auxquelles l'alcoolature de drosera doit être prescrite :

Pour un enfant de 1 à 2 ans, 20 gouttes trois fois par jour dans un peu d'eau sucrée, ce qui fait 2 grammes, car on sait que les alcoolatures et les teintures à 60 degrés centésimaux donnent 30 gouttes au gramme, l'eau en donnant 20.

Pour les enfants de 2 à 4 ans, une cuillerée à café par jour.

Pour les âges supérieurs, 2, 3 et 4 cuilrées à café par jour.

Quand l'alcoolature de drosera ne réussit pas à ces doses-là, elle ne réussit pas davantage à dose plus forte.

Il existe en pharmacie une autre préparation de drosera d'un usage fréquent; ce sont les pilules d'extrait alcoolique à

0 gr. 05 centigr., que l'on prescrit à la dose de 4 à 6 par jour. Elles sont habituellement réservées aux adultes.

—

Traitement des ulcérations chroniques non spécifiques du col de l'utérus.

(F. Boureau.)

M. le Dr Félix Boureau, médecin de Saint-Lazare, emploie le traitement suivant pour combattre les ulcérations du col utérin consécutives aux différentes métrites. Quand l'ulcération est ancienne, rebelle aux différents topiques, lorsque son fond est granuleux, que ses bords sont anfractueux, et qu'elle est étalée sur la marge et le pourtour de l'orifice utérin, quand la muqueuse vaginale est baignée de pus à son niveau, M. Boureau touche l'ulcération avec un pinceau très mince imbibé d'*acide nitrique fumant*.

Une fois la cautérisation effectuée, pour arrêter l'action caustique de l'acide et l'empêcher de se propager aux tissus sains, M. Boureau éteint l'excès d'acide nitrique en projetant sur la surface cautérisée de la poudre de *sous-nitrate de bismuth* en quantité suffisante.

Sous l'action énergique de ce traitement, les fongosités disparaissent, il se forme une eschare grisâtre qui persiste pendant quelques jours, tombe, et laisse à découvert, au lieu d'une ulcération atonique, une plaie de bonne nature, à bords unis et rosés, qui guérit en très peu de temps par des pansements simples faits avec la poudre d'écorce de chêne ou de ratanhia.

M. Boureau a pu recueillir à Saint-Lazare un grand nombre d'observations qui montrent les effets remarquables de ce genre de traitement.

Dr Octave GOURGUES.

Traitement de la vulvo-vaginite des petites filles. (J. CHÉRON.)

L'affection décrite dans les traités classiques et les articles des grands dictionnaires sous le nom de *vulvite des petites filles*, n'est pas une vulvite simple, c'est toujours une *vulvo-vaginite*.

C'est sous l'influence d'un état général mauvais par défaut d'hygiène ou de nutrition, et sous l'influence de l'irritation locale due à une malpropreté habituelle, que la *vulvo-vaginite infantile* se développe et s'entretient.

Un écoulement acide purulent, épais et jaunâtre, quelquefois jaune verdâtre, la caractérise.

La durée de cette affection, très bénigne et sans retentissement sur l'état général, est presque toujours longue.

Le traitement doit s'adresser, et à la diathèse lymphatique ou herpétique d'une part, et à l'état local.

Le traitement général comporterait les prescriptions suivantes :

1° Bains, tous les deux jours, avec un kilog. de sel de cuisine (chlorure de sodium) et 120 grammes d'amidon.

2° Prendre avant chaque repas une cuillerée à café du sirop composé :

Teinture d'iode..........   1 gramme.
Bromure potassique......   3   —
Sirop de tolu,..,,......., 150   —

3º Boire aux repas une solution de bi-carbonate de soude avec le vin :

Bicarbonate de soude..... 5 grammes.
Pour un litre d'eau.

4º Laxatifs doux ; huile de ricin, manne, etc., toutes les semaines.

Comme traitement local :

Injections, à l'aide d'une seringue munie d'une canule *en gutta* qu'on poussera doucement au fond du vagin et avec la solution :

Glycérine neutre .... 120 grammes.
Sulfate d'alumine et de

  potasse............... 3 —
Laudanum de Syd...... 2 —

Une cuillerée à café pour un demi-verre d'eau tiède. Injections matin et soir.

Laisser entre les lèvres un petit plumasseau de charpie imbibé de la solution.

—

Traitement de la coqueluche.

Diagnostic. — A la suite d'une affection inflammatoire des voies respiratoires, on note une disparition de la fièvre avec persistance des quintes et même augmentation de celles-ci.

Quintes fréquentes sans signes physiques, et éclatant plus souvent la nuit que le jour.

Face pourpre, violacée au moment des quintes.

Ulcération du frein de la langue.

Vomissements glaireux, puis alimentaires.

Pronostic. — Au-dessous d'un an, maladie très grave ; elle expose aux fièvres éruptives, broncho-pneumonie, etc.

Quand on voit cesser les quintes et apparaître de la fièvre, c'est qu'il y a une complication fébrile, souvent pulmonaire.

1re *période.* — Durée, 8 à 10 jours.

Même traitement que pour la bronchite aiguë.

2e *période.* — Durée, 3 mois.

1° Donner un vomitif deux fois par semaine.

2° Matin et soir on fera prendre d'abord 5 gouttes, et on arrivera progressivement jusqu'à 15 gouttes du mélange suivant :

Alcoolature de racine d'aconit.. | PE.
Teinture de belladone.......... |

On donnera du café noir pour combattre l'action toxique de ces substances.

3° Si l'enfant vomit, on le fera manger aussitôt après le vomissement.

3e *période.* — La coqueluche n'existe plus, mais il y a encore des quintes de toux coqueluchoïde, entretenues par le catarrhe bronchique chronique, l'emphysème, l'adénopathie bronchique.

1° Toniques : quinquina ; huile de morue.

2° Aconit et belladone.

3° Changement d'air.

4° Bains d'air comprimé.

P. RODET.

Traitement de la phthisie pulmonaire
(T. GALLARD).

1° Prendre chaque jour 5 ou 6 cuillerées à bouche d'huile de foie de morue ou 2 cuillerées de vin créosoté, en alternant de quinzaine en quinzaine ;

2º Pour tisane, deuxième infusion de lichen ;

3º Badigeonner chaque soir un quart de la poitrine en avant et en arrière avec de la teinture d'iode, de façon à ne revenir sur le même point que tous les quatre jours ;

4º Prendre le soir, deux heures au moins après le dernier repas, une pilule de cynoglosse de 10 centigrammes.

—

Collutoire de la première dentition.
(DROIXHE).

℞ Eau distillée......... 30 gr.
  Glycérine pure....... 15 —
  Alcoolat de menthe... ⎱
  Borate de soude...... ⎰ āā 1 gr.
  Hydrate de chloral.... 0 gr. 50
      M. S. A.
En frictions sur les gencives.

—

Traitement local de l'érysipèle.
(ROTHE).
L'auteur recommande, dans l'érysipèle, de badigeonner toutes les deux heures les

surfaces érysipélateuses avec la mixture dont nous donnons la formule :

Acide phénique.......... } 1 partie.
Alcool................... }
Essence de thérébenthine.   2 parties
Teinture d'iode.........   1   —
Glycérine.   5   —

Cette mixture ne produit aucune douleur ; à l'intérieur, il recommande la quinine et la digitale, s'il y a de la fièvre, les vomitifs, etc.

—

Poudre de talc et magnésie salicylée contre l'intertrigo chez les enfants.

Magnésie calcinée.......   5 grammes.
Poudre de talc..........   10   —
Acide salicylique........   0,2   —
Mixture oléo-balsamique.   10 gouttes.

M. S. A. Pour l'usage externe. La magnésie devra être employée à l'état de poudre très fine. L'acide salicylique pourra être remplacée par de l'acide borique dont l'usage tend à se répandre et qui est déjà très employé.

—

Traitement de la tympanite

(MAURICE RAYNAUD).

1° Poudre de noix vomique. 0,30 centigr.

— d'anis.......... 0,15 —

Mêlez et divisez en deux paquets. Un matin et soir.

2° Charbon en poudre, deux cuillerées à bouche dans le courant de la journée.

Potion contre la coqueluche

(DUJARDIN-BEAUMETZ).

Bromure de potassium.. 2 grammes.
Bromure de sodium..... 4 —
Bromure d'ammonium.. 2 —
Eau .... 60 —
Sirop de chloral........ 50 —

Une cuillerée, à dessert ou à bouche, selon l'âge de l'enfant, dans du lait.

Potion contre la phthisie au deuxième et troisième degré

(VULPIAN).

Hypophosphite de soude.. 1 gr. 50
Sirop de tolu........... 70 —

M. à prendre par cuillerée d'heure en

heure, de deux heures en deux heures, dans une petite tasse de tisane pectorale ou de lait tiède.

—

1° **Crayon médicamenteux pour le traitement de la blennorrhagie uréthrale.** (E. RICKLIN.)

Iodoforme......... 50 cent.
Beurre de cacao.... Q. s.

Pour f. s. a. un crayon de 10 centimètres de long et de un demi-centimètre de diamètre.

Ce crayon devra être introduit dans l'urèthre immédiatement après une miction, et le malade, couché sur le dos, devra retenir ses urines le plus longtemps possible.

On a attribué à l'emploi de ces crayons une efficacité abortive que nous ne saurions garantir.

Eviter l'emploi, comme excipient, de la glycérine, qui irrite la muqueuse au lieu d'application.

2° **Idem pour la vulvo-vaginite spécifique des petites filles.**

Iodoforme.......... 2 à 4 gr.

Beurre de cacao.... Q. s.

Pour f. s. a. un crayon de 1 centimètre d'épaisseur.

D'après R. Pott, une, au plus deux applications de bougie à l'iodoforme suffisent pour obtenir une guérison presque immédiate de la vulvo-vaginite des petites filles, alors que cette affection a résisté aux diverses médications qu'on a continué de lui opposer.

—

Traitement de l'aménorrhée due à une cause qui a porté directement et brusquement sans action sur la fonction menstruelle. (J. Chéron.)

Sous l'influence d'un refroidissement ou d'une émotion vive, les règles peuvent se supprimer, que la cause soit intervenue au moment de la période menstruelle ou en dehors de celle-ci.

En pareil cas, il est survenu une congestion brusque de l'appareil utéro-ovarien.

Cette congestion résulte de l'irritation

excessive transmise aux centres d'innervation vaso-motrice dé la moelle lombaire. Cette irritation détermine l'arrêt
d'action de ces centres. La distension permanente des vaisseaux de l'appareil
utéro-ovarien en est la conséquence.

Cette congestion étant la cause locale
de l'aménorrhée, les efforts du praticien
doivent tendre vers la disparition de
celle-ci.

Trois sortes de moyens doivent être mis
en œuvre.

1º Des moyens déplétifs, tels que pansements osmotiques à l'aide de la glycérine,
voir même l'application de sangsues sur
le col.

2º Des moyens ayant pour but de resti-
tuer aux centres d'innervation vaso-motrice de la région lombaire leur tonicité,
momentanément perdue : application
quodidienne de teinture d'iode mor-
phinée :

Teinture d'iode .... 30 grammes;
Sulfate de morphine..... 1 —

3º Des moyens déstinés à stimuler l'ac-

4.

tivité circulatoire de la peau afin de décongestionner les organes profonds, tels sont l'hydrothérapie et les médicaments diaphorétiques et névrosthéniques. La formule suivante m'a rendu les meilleurs services :

Acétate d'ammoniaque.... 4 grammes.
Teinture de quinquina.... 10 —
Sirop simple............. 30 —
Eau de menthe........... 15 —
Eau distillée............. 90 —

Prendre dans la journée en deux fois. Cette dose tous les deux jours, une semaine avant le moment présumé du retour des règles

—

Du traitement de l'aménorrhée chez les morphiomanes atteintes de morphinisme.

Depuis que Wood a vulgarisé l'injection sous-cutanée de morphine, les pays d'Occident sont peu à peu envahis par une passion funeste, la morphiomanie, qui crée une véritable maladie résultant de l'abus de la morphine, le morphinisme.

C'est en Allemagne, plus encore que dans nos pays, que s'est répandue cette funeste habitude chez les personnes qui, ne sachant résister à la douleur, ne peuvent plus se priver de l'action tonique et agréable que leur fait éprouver la morphine, alors même que, depuis longtemps, elles sont débarrassées de la cause douloureuse qui leur en a fait contracter l'usage.

L'envahissement de cette fatale passion devient si grand et produit des effets si désastreux que nos voisins d'outre-Rhin ont créé des établissements spéciaux pour le traitement des morphiomanes.

Chez nous, ce sont surtout les médecins et les femmes qui touchent de près à la médecine (femmes de médecins, sages-femmes, gardes-malades, etc.) qui sont les victimes de cette fâcheuse habitude.

Chez un certain nombre de femmes qui ont été soumises à mon observation, j'ai constaté la disparition complète des règles, en pleine période d'ac-

tivité sexuelle, sous l'influence du morphinisme.

Il est certain que le premier et le plus
élémentaire de tous les moyens pour faire
cesser cet état, c'est de supprimer l'emploi de la morphine. Mais ce qui n'éton-
nera personne, c'est que, la morphine
supprimée, des règles ne reparaissent pas,
l'habitude morbide est établie, elle persiste.

Sans parler des moyens préconisés
pour guérir les morphiomanes, moyens
qui se réduisent à la substitution de l'extrait thébaïque à la morphine et à la sur-
veillance ou à l'isolement, voici les moyens
dont je fais usage pour faire cesser l'aménorrhée.

1º Prendre tous les jours une douche
froide, en jet brisé, de 15 secondes de
durée, s'adressant surtout à la partie inférieure du tronc et aux membres inférieurs.

Préserver la tête, marcher avant, marcher après.

2° Prendre toutes les heures du jour une des pilules suivantes.

Extrait de belladone..... 0, 40 centigr.
Sulfate de quinine....... 0, 60   —
en 40 pilules.

Maximum 10 dans la journée, minimum 5.

Laisser deux heures d'intervalle après chaque repas.

3° Après un mois de traitement, pratiquer le cathétérisme de l'isthme utérin, à l'aide d'une algalie au moment présumé de l'époque des règles.

—

Solution désinfectante.

Sulfate de peroxyde de fer. 500 grammes.
Acide phénique..........   1   —
Eau ....   10 litres.

    M.

pour les latrines et les bassins.

—

De l'iodoforme dans le diabète sucré.
(Jac. MOLESCHOTT.)

Depuis quelques mois Moleschott a employé l'iodoforme dans 5 cas de diabète;

il ressort de ses expériences que l'iodoforme, dans cette maladie rebelle, est un
moyen curatif puissant, car en peu de
jours ou de semaines il a réussi à faire
disparaître le sucre dans l'urine. Tant
que la guérison n'est pas complète, on
voit le sucre reparaître dans l'urine aussitôt que l'on cesse le traitement, pour
disparaître de nouveau si l'on redonne
l'iodoforme à doses élevées.

On peut constater de l'amélioration,
même si le malade continue à faire usage
d'une alimentation amylacée ; enfin, dans
un cas qui avait résisté au salicylate de
soude, l'iodoforme amena la guérison.

On commencera par donner 10 à 20 centigrammes par jour et l'on pourra même
prescrire sans hésiter de plus fortes doses
(30 à 40 centigrammes). Moleschott s'est
arrêté à la préparation suivante :

℞ Iodoforme....... 1 gramme.
    Extrait de laitue. 1   —
    Coumarine...... 0,10 centigr.
Divisez en 20 pilules. De 2 à 8 pilules
dans les vingt-quatre heures.

La coumarine réussit très bien à corriger l'odeur de l'iodoforme ; ces pilules ont été supportées par des hystériques qui se plaignaient de renvois d'iodoforme alors qu'elles prenaient ce médicament sans addition de coumarine. (*Deutsche Medizinal-Zeitung*, 15 juin 1882.)

Dr Albert VEILLARD.

—

Pilules anti-diarrhéiques

(HUCHARD).

R. Extrait de ratanhia.
— de monésia.
Poudre colombo..
— de Dower..

$\overline{aa}$. 2 gramm.

Huile essentielle d'anis... 2 gouttes.

Pour 40 pilules, en prendre 6 à 10 par jour dans les diarrhées chroniques, où l'emploi combiné de substances astringentes, de l'opium et de l'ipécacuanha, est indiqué.

—

Traitement de la chlorose (T. GALLARD).

1° Prendre à chaque repas deux des pilules suivantes :

Sous-carbonate de fer..... 10 gram.

Extrait mou de quinquina.. 10 —

Extrait thébaïque........... 1 —

M. et div. en 100 pilules, non argentées ;

2° Boire de l'eau ferrée aux repas ;

3° Prendre chaque semaine deux bains sulfureux, ou chaque matin une douche froide de quinze secondes sur tout le corps ;

4° Prendre au déjeuner un verre à bordeaux de vin de quinquina ;

5° Prendre, une fois par semaine, 30 centigrammes de poudre de rhubarbe au dîner.

—

Traitement des fibromes utérins.

(T. GALLARD.)

1° Faire sur le ventre des frictions avec la pommade suivante :

Extrait de jusquiame.. 3 grammes.

Iodure de potassium... 6 —

Axonge............... 50 —

M. S. A.

2° Deux fois par semaine, cesser les

frictions pendant un jour et les remplacer
par un badigeonnage de teinture d'iode.

3º Prendre chaque jour deux cuillerées
à bouche de la solution suivante :

Iodure de potassium.. 10 grammes.
Eau distillée......... 250   —
    M.

4º Deux fois par semaine, prendre un
bain additionné de sels de Salins.

Traitement du catarrhe vésical
(Bogehod).

℞ Eau distillée........... 1000 gr.
Permanganate de potasse   30 —
    M. S. A.
Pour injections intra-vésicales.

Pansement des chancres douloureux
(Martineau).

℞ Calomelas........ }
Opium .... } $\overline{\text{aa}}$ 1 gr.
Glycérolé d'amidon.   15 gr.
    F. S. A.
On renouvelle le pansement matin et
soir, et on le fait précéder de lotions avec

de l'eau coupée d'un peu d'eau de Labarraque, ou avec une infusion de roses de Provins. On peut encore employer la solution suivante :

> ℞ Eau .... 500 gr.
> Chloral .... 2 —
> M.

—

Emploi de l'oxalate de cérium.

M. le Dr Benoît PONCET (de Lyon) vient de publier un travail sur l'emploi thérapeutique de l'oxalate de cérium. Ce sel, fait mentir l'adage : *corpora non agunt, nisi soluta*, car il est complètement insoluble, non absorbable d'après les recherches physiologiques et pourtant il est doué de propriétés thérapeutiques assez importantes.

Contre la toux des phthisiques, c'est un sédatif très utile. Il doit être préféré aux opiacés, dont il n'exerce pas la triste influence sur les fonctions digestives.

Il doit être donné à la dose de 1 gr. à 1 gr. 50 par jour, par prises de 0,25. D'une façon générale, il est préférable de le prendre directement sur la langue. Sans aucune saveur, ce médicament est très bien supporté.

L'auteur est convaincu que le praticien obtiendra de ce sel les plus heureux effets dans les vomissements liés à un trouble nerveux, et surtout dans les vomissements incoercibles de la grossesse; dans ces cas, il doit être employé à la dose de 3 grammes par jour, et, de préférence, par prises de 0,25 toutes les deux heures.

L'oxalate de cérium, d'après M. Poncet, agirait à la façon des plaques métalliques que l'on emploie dans la métallothérapie, et pourrait être, comme métal, donné à l'intérieur (d'après les théories de MM. Dumontpallier et Brown-Séquard). C'est de la métallothérapie interne; l'oxalate de cérium agirait comme l'or et le platine, métaux insolubles, qui, donnés à l'intérieur, ont amené des résultats très avantageux dans plusieurs cas de contractures hystériques, dans certaines hémiplégies avec hémianesthésie, indépendantes de l'hystérie.

On sait que la toux est produite par un acte réflexe ; le cérium, métal insoluble, agit localement par action de contact, et combat le pouvoir réflexe qui produit la toux. (*Lyon médical*, 10 septembre 1882.)

—

Solution contre le pityriasis (DELIOUX).

Carbonate de potasse
neutre. .... 3 grammes.
Rhum .... 100 —
Eau de goudron......... 100 —

Faites dissoudre. Cette solution, employée en lotions et en frictions, nettoie parfaitement la tête, enlève les pellicules du pityriasis, en prévient ou en éloigne au moins le retour.

—

Injection anti-blennorrhagique.
(DANNECY.)

Décoction de bourgeons de
sapin................. 150 grammes.
Acétate de zinc.......... 1 —
Chlorhydrate de morphine. 0 gr. 20.
M. S. A.
3 injections par jour.

Traitement des syphilides nasales
(Martineau).

On fait priser au malade la poudre suivante :

℞ Calomel ....
Sucre................... } āā 10 gr.

et on lui fait irriguer les fosses nasales
avec la solution :

℞ Eau .... 1000 gr.
Chloral .... 50 —
Teinture d'eucalyptus.. 10 —

à laquelle on ajoute une quantité d'eau
variable suivant les cas. Dans certaines
circonstances, on pratique par l'arrière-
cavité des fosses nasales des pulvérisations avec la solution suivante :

℞ Acide carbonique liquide. 2 gr. 30
Borax................... 2 —
Bicarbonate de soude.... 2 —
Glycérine .... 7 —
Eau.................... 240 —
M. S. A.

—

Œdème de la glotte.

Causes : Brûlures par ingestions de

boissons trop chaudes. — Pharyngites.
— Laryngites ulcéreuses. — Hydropisies.

1° Faire des attouchements locaux avec :

Extrait de belladone..... 4 grammes.
Huile de jusquiame...... 30   —

2° S'il y a un abcès :

1° Vomitif ;

2° Ponctionner avec une aiguille de seringue de Pravaz ;

3° Trachéotomie.

—

Sirop anti-arthritique (BAZIN).

Sirop de saponaire...... 500 grammes.
Bicarbonate de soude... 6 à 10 gr.

Faites dissoudre ; deux cuillerées à bouche par jour.

—

De l'iodure de lithium dans la goutte.

Depuis longtemps, les sels de lithine ont été considérés comme un agent anti-goutteux énergique. L'iodure semble particulièrement actif dans la généralité des cas, et même dans l'eczéma d'origine arthritique, où de petites doses réussissent fort bien, et dans la dyspepsie goutteuse même. Kendal a obtenu des résultats surprénants. Il s'emploie aux mêmes doses que les autres sels de lithine.

—

Pommade saturno-camphrée (Syphilis).
(BAUMES.)

Axonge..................... 30 grammes,
Extrait de saturne........ 10   —
Camphre................... 5   —
   Mêlez.

Employée pour faire disparaître les taches qui succèdent aux syphilides papuleuses et autres.

—

Suppositoire contre les hémorrhoïdes.

Iodoforme......... 0,30 centigr.
Baume du Pérou... 0,60   —
Magnésie calcinée.. 0,30   —
Beurre de cacao.... } āā Q. S.   —
Cire blanche....... }

pour un suppositoire.

En introduire un après chaque garde-robe et plus souvent si cela est nécessaire.   Paul RODET.

—

Pilules antispasmodiques.

℞ Castoréum pulvérisé.... 1 gramme.

Extrait thébaïque...... 0.25 cent..

Camphre monobromé.... 5 grammes.

Savon amygdalin....... Q. S.

F. S. A. 10 pilules.

Deux par jour dans les accidents nerveux dus à une menstruation irrégulière, chez les chloro-anémiques.

Dr Octave GOURGUES.

Traitement abortif des bubons par les injections d'acide phénique.

Le Dr MORSE TH. TAYLOR entend par traitement abortif, l'arrêt immédiat et complet du processus inflammatoire des ganglions lymphatiques, de n'importe quelle origine, la disparition rapide et permanente de la douleur, la prévention de la formation du pus et par conséquent des abcès.

M. Gull, en Angleterre, MM. Bouchut et Le Pileur, en France, ont déjà publié des traitements abortifs. M. Bouchut injectait dans les ganglions les peptones

végétaux du Carica papaya, traitement
actif, mais très douloureux ; M. Le Pileur
a préconisé l'aspiration précoce des abcès
et les injections de nitrate d'argent, s'ils
sont d'origine vénérienne. Ni l'un, ni
l'autre n'a cherché à obtenir l'arrêt immédiat de l'inflammation.

M. Morse Th. Taylor emploie les injections intra-ganglionnaires d'acide phénique ; il a traité par ce moyen 150 cas de
lymphadénites de différentes formes, de
cause spécifique et non spécifique. Quand
il a vu les malades avant la formation du
pus, il a toujours réussi à arrêter immédiatement la marche et à faire disparaître
la douleur en quelques minutes.

L'auteur publie sept observations.

Il recommande la réfrigération de la
peau au-dessus de la tumeur, de manière
à diminuer la sensibilité et à permettre à
la glande de garder son volume exact, de
telle sorte qu'on puisse savoir jusqu'où
on doit enfoncer l'aiguille pour pénétrer
jusqu'au centre. En outre, il est préférable
d'attendre que la glande ait acquis un

certain volume, de telle sorte que, par suite de la distension du stroma, le liquide injecté pénètre dans toutes ses parties. (*American Journal of med. sc.*)

Dr Octave GOURGUES.

—

Traitement de la chloro-anémie.

℞ Citrate de fer ammoniacal.............   5 grammes.
Eau distil. de cannelle.   50   —
Faire dissoudre et ajouter :
Sirop de sucre........   90   —
M. S. A.

Faire prendre le matin à jeun et vers le soir, avant le dîner, un verre à bordeaux de *vin de quinquina* dans lequel on mêlera chaque fois une cuillerée à soupe du sirop précédent.

On fera ainsi absorber par verre de vin de quinquina, au malade, 0,50 centigr. de sel ferrugineux, représentant 0 *gr.* 06 *de fer pur.*, soit 0.12 centigr. de fer, par jour.

Cette préparation est d'un goût très

agréable ; elle est tonique, stimulante et ne constipe pas. Ses effets bienfaisants se font rapidement sentir dans l'anémie.

Dr Octave GOURGUES.

Injection anti-blennorrhagique.

Eau.................. 200 grammes.
Gomme arabique....   4   —
Sulfate de cuivre.
  —   de fer.... } ãã   1   —
  —   de zinc...
M. S. A.

Traitement de la phthisie.
(MOOCK.)

Poudre de Dower........ 8 centigr.
Masse de cynoglosse.... 2   —
Iodoforme 1   —
Extrait de gentiane..... 9   —
M. Pour une pilule. 3 par jour.

Bain anti-rhumatismal (GUENEAU DE MUSSY).

Arséniate de soude..   1 à 2 grammes.
Carbonate de soude.. 100 grammes.

Pour un grand bain, conseillé dans le cas de rhumatisme noueux ; à l'intérieur, le malade fait usage de la potion suivante :

Extrait mou de quinquina.   0 gr. 60 à 1 gr.
Iodure de potassium.....   0 gr. 30 à 1 gr.
Julep gommeux........   120 grammes.

Stanislas MARTIN.

—

Hygiène de l'appareil dentaire.

M. le professeur J. REDIER, de la Faculté libre de Lille, a réuni plusieurs formules qu'il préconise dans un article qu'il consacre à l'entretien de la bouche et des dents :

Cachou pulvérisé...
Gayac ....
Quinquina ....
Pyrèthre .... $\overline{aa}$ 10 grammes.
Calamus..........
Ratanhia ....
Essence de menthe......   1   —
—   de roses........   4 gouttes.
Mêlez et porphyrisez.
Note du rédacteur :

Nous avons constaté que souvent les poudres insolubles, en pénétrant entre les dents et les gencives, produisent de l'inflammation, que l'usage du savon amygdalin ou le carbonate de magnésie n'offrent pas les mêmes inconvénients ; le mélange suivant nous a toujours réussi.

Sous-carbonate de magné-
sie ,................... 15 grammes.
Laque carminée......... 50 centigr.
Essence de menthe....... 20 gouttes.
    Mêlez.

La magnésie a l'avantage de neutraliser les acides qui se trouvent déposés sur les dents et entre les gencives.

—

Potion stimulante (Dr ROGER).

Infusion de mélisse....... 60 grammes.
Eau-de-vie............... 10 à 30 gr.
Sirop de quinquina.. ⎱
Sirop de fleurs d'oran- ⎰ āā 15 grammes.
ger...............

Potion à donner par cuillerées à café, toutes les demi-heures, aux enfants atteints de broncho-pneumonie primitive, quand il existe de l'adynamie, de la cyanose et des symptômes asphyxiques.

—

Pâte phéniquée contre les brûlures
(SCHRADY).

Cet auteur conseille contre les brûlures le mélange suivant :

Gomme arabique........   90 grammes.
Gomme adragante.......   30   —
Eau phéniquée au 1/100..   500   —
Mélasse................   60   —

On étend cette pâte à l'aide d'un pinceau sur les parties brûlées, et on renouvelle l'application à différents intervalles.

—

Topique anti-diphthéritique (LARMANDE).
Glycérine................   20 grammes.
Borax...............
Acide salicylique.... } ãã   2   —
Mêlez.

—

Pommade contre l'eczéma.
Les médecins dans les campagnes n'ont pas toujours sous la main les prépara-

tion destinées à combattre les eczémas. Le mélange suivant nous ayant souvent réussi, nous pensons qu'il serait intéressant de le faire connaître, puisqu'il est facile à composer dans les familles.

Soufre sublimé non lavé.............. } āā 30 grammes.
Amidon ....
Huile d'olives............ Q. S.

Pour donner au mélange une consistance presque sirupeuse, le soir en se couchant on en étend une couche sur la partie malade, le lendemain on la lave avec la solution suivante, si on est à même de se la procurer.

Sulfure de potasse ...... 5 grammes.
Eau .... 250 —

—

Poudre contre la coqueluche (MARCOUD).
Poudre de réglisse......... 4 grammes.
— belladone.
— scille. ....
— gommeam· } āā 3 —
moniaque.........
Poudre de kermès....

Mêlez et divisez en 24 paquets.

1 ou 2 paquets par jour, à administrer avec prudence, par quart de paquet.

—

Poudre digestive (Klein).

Tartrate de potasse.....	12 parties.	
Rhubarbe de Chine......	4 —	
Magistère de soufre....	2 —	1/2
Ecorces d'oranges amè-		
res pulvér..........	6 —	
Magnésie calcinée.....	6 —	

Mêlez.

Une cuillerée à café trois fois par jour dans les obstructions de la veine porte.

—

Syphilidés ulcéreuses graves (Martin).

Hydrate de chloral.......	75 centigr.
Beurre de cacao.........	3 grammes.
Cire blanche............	S. Q.

Pour un suppositoire.

—

Notes sur les affections pulmonaires des enfants (J. Simon).

M. Simon, dans ses leçons cliniques, s'étend longuement sur l'emploi de la belladone sous la forme de teinture, il l'associe soit à l'aconit ou à l'opium.

Il dit que l'alcoolature d'aconit convient pour combattre l'état nerveux ; et que l'opium ou la codéine seront employés comme coercitifs, lorsqu'on aura quelque raison de craindre l'agitation ou l'insomnie provoquées par la belladone ; les doses sont les suivantes :

Alcoolature d'aconit.. $\Big\}$ $\overline{aa}$ 5 grammes.
Teinture de belladone.

Mêlez.

Cinq gouttes matin et soir, en augmentant chaque jour d'une goutte jusqu'à vingt par jour.

On peut remplacer le mélange ci-dessus par le sirop dont voici la composition

Sirop de belladone du codex .... $\Big\}$ $\overline{aa}$ 20 grammes.
Sirop de codéine....
Sirop de Tolu.......

Une cuillerée à café matin et soir, en augmentant la dose progressivement.

Avant d'employer les préparations, M. Simon conseille les vomitifs si l'enfant est atteint de *spasme de la glotte*, de *laryngites spasmodiques*, de *laryngite striduleuse*, avec toux rauque et bruyante.

L'ipécacuanha est indiqué dans les *bronchites* quinteuses ; la belladone, qu'on administrera après, diminuera la sécrétion catarrhale des bronches et, par suite, la toux.

La belladone peut être prescrite dans *l'adénopathie* bronchique qui cause des toux quinteuses et fréquentes.

Stanislas MARTIN.

—

Traitement de la constipation opiniâtre.

(SCHOEFER.)

Extrait de fèves de Calabar.   9 gr. 05
Glycérine...............   10 grammes.
 Mêlez.

A prendre six gouttes toutes les trois heures dans le courant de la journée ; on peut s'attendre à voir la constipation disparaître dans les premières vingt-quatre heures.

Stanislas MARTIN.

—

Du mode d'emploi de la teinture d'aconit dans le traitement des métrorrhagies névralgiques. (CHÉRON.)

Les métrorrhagies survenant comme épiphénomène de la névralgie lombo-abdominale sont admises aujourd'hui et comprises par la plupart des médecins.

Il suffit d'établir nettement la relation entre les exacerbations de la névralgie et les retours hémorrhagiques pour qu'il y ait indication à l'emploi de la teinture d'aconit, quelles que soient les lésions de l'utérus. Si on n'obtient pas un résultat durable lorsqu'il existe une lésion on n'en obtient pas moins une rémission fort avantageuse.

Pour arriver rapidement à supprimer l'hémorrhagie il faut fractionner l'emploi de la teinture d'aconit, de la façon suivante.

Tous les quarts d'heure, on prend une goutte de teinture dans une cuillerée à café d'eau pure, et cela pendant six heures consécutives, sans se préoccuper des repas.

Le lendemain, si l'hémorrhagie utérine s'est modifiée très notablement, on prend la teinture de la même manière et aux mêmes doses. Si, au contraire, il n'y a eu aucune diminution, au lieu d'une goutte on en prend deux à la fois.

Le maximum de la dose quotidienne habituellement nécessaire à l'arrêt de l'hémorrhagie ne dépasse jamais quarante-cinq à cinquante gouttes.

Traitement du cancer de l'utérus.
(T. Gallard.)

1° Prendre, matin et soir, une des pilules suivantes :

Poudre de semence de ciguë, $\left.\begin{array}{l}\text{ }\\\text{ }\end{array}\right\}$ āā 3 gr.
Extrait de gentiane........
Extrait thébaïque............... 1 gr.

M. et div. en 60 pilules ;

2° Mettre sur le ventre des cataplasmes laudanisés ;

3° Faire deux fois par jour une injection d'eau fraîche à laquelle on ajoutera soit deux cuillerées à bouche de la solution suivante :

Acide phénique cristallisé. 10 gram.

Alcool................... 250 —

Soit une cuillerée à café de :

.M.

Perchlorure de fer, solution à 30 degrés.

—

Traitement de la pyorrhée alvéolaire
(WITZEL).

Acide phénique.........   5 grammes.

Esprit de vin rectifié....   400   —

Eau de menthe poivrée..   100   —

Huile d'anis............   1   —

Huile de cinamome.....   0 50 centig.
　Mêlez.

Brossez les gencives dans la pyorrhée
alvéolaire.

Iodure de potassium.....   5 grammes.

Acide phénique......　）

Chlorure de zinc....　}　āā　25　—

Alcool absolu.......　）

Acide hydrochlorique....   2   —

Eau distillée   10   —

Essence de menthe poivrée.   5   —
　Mêlez, puis filtrez.

Injectez de ce liquide dans les poches des gencives dans la pyorrhée alvéolaire.

—

Mixture contre l'herpès (HOWARD).

Iodoforme................ 1 gramme.
Essence d'eucalyptus...... 15 —
Mêlez.

A l'aide d'un pinceau trempé dans ce mélange, on badigeonne les régions atteintes d'herpès.

D'après l'auteur, un petit nombre de ces applications suffit ordinairement à guérir les différentes formes d'herpès.

—

Remède contre la transpiration des pieds
(EDGERLY).

Eau de Cologne.......... 90 grammes.
Teinture de belladone..... 15 —

Il faut s'en frotter les pieds deux ou trois fois par jour, avec une demi-cuillerée chaque fois ; d'après l'auteur, la guérison se fait en deux fois vingt-quatre heures.

—

Déodorisation de l'iodoforme.

Le Dr Fournon donne, dans le répertoire de pharmacie, les formules suivantes prescrites journellement à Bicêtre :

1° Iodoforme............ 10 grammes.
   Acide phénique....... 1   —
Mêlez.

2° Iodoforme........... 100 grammes.
   Essence de menthe... 5   —
   — de Neroly... 1   —
   — de citron.... 2   —
   Teinture de benjoin.. 2   —
   Acide acétique........ 1   —

Pulvérisez l'iodoforme, ajoutez les essences, la teinture et l'acide acétique, puis introduisez le mélange dans un flacon bouché que vous maintiendrez pendant quarante-huit heures au bain-marie à 60 degrés.

3° Iodoforme............. 15 grammes.
   Camphre............. 5   —
   Charbon de bois...... 10   —
Pulvérisez et mêlez intimement.

4° Iodoforme............ 15 grammes.
   Camphre.............. 5   —
   Essence de menthe.... 2
Pulvérisez et mêlez.

On peut aussi atténuer l'odeur désagréable de l'iodoforme en associant à ce produit une très petite quantité d'eucalyptus.

—

Pilules contre la pleurésie (BOUTEILLE).
Tartre stibié............ 10 centigr.
Extrait de digitale...
Extrait de scille..... $\overline{aa}$ 1 gramme.
Pour 40 pilules. Trois par jour.

— —

Gouttes antiseptiques (Victor AUDHOUI).

Dans la diphthérie et dans les affections putrides et spécifiques de la bouche et de la gorge, M. Audhoui fait laver les parties et gargariser avec de l'eau chargée de gouttes antiseptiques d'après la formule suivante :

Acide phénique cristallisé.   2 grammes.
Huile volatile d'anis......   3   —
       —   de menthe
poivrée................   5   —
Alcool à 90º............   20   —
Eau de mélisse spiritueuse.   80   —

D'après les observations de ce praticien, l'alcool et les liqueurs spiritueuses fortement odorantes sont des antiputrides éprouvés depuis des siècles.

—

Préparations contre la métrite (BERNIER DE BOURNONVILLE).

Acide phénique pur.....   4 grammes.
Glycérine   100   —
Tannin   8   —
Essence de menthe......   5 gouttes.
Eau distillée...........   200 grammes.
  Mêlez.

  A l'intérieur, vin de Malaga à la coca, et pilules selon la formule suivante :

Lactate de fer.........⎫
Rhubarbe............⎬ ā̄ 5 grammes.
Véhicule.................   Q. S.
  Pour 100 pilules. 2 par jour.

—

Gargarisme calmant dans les angines douloureuses. (VIDAL.)

Infusion de thé.........   200 grammes.
Sirop diacode..........   40   —
Eau de laurier-cerise....   10   —

Dr H. CELLARD.

6

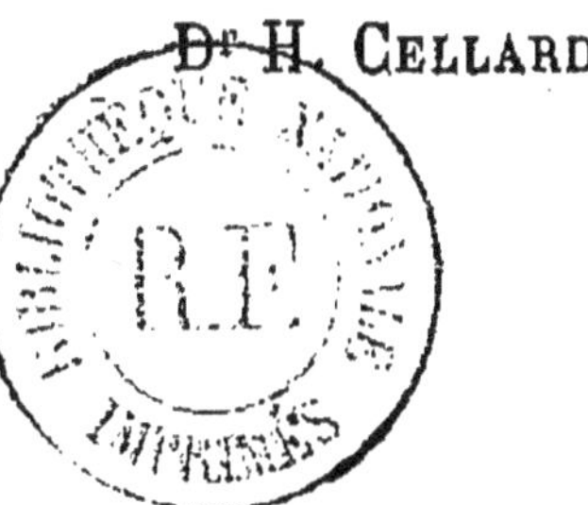

Du pansement à la naphtaline.

Le Dr FISCHER recommande l'emploi de la naphthaline comme antiseptique, en applications directes sur les plaies, comme l'iodoforme. Les ulcères de jambe, les ulcérations de jambe, les carcinomes à sécrétion fétide prennent rapidement un bel aspect.

La naphthaline a été employée en grande quantité pour remplir les cavités après des extirpations du rectum, dans les carcinomes du vagin et du col, dans de grandes plaies anfractueuses à mauvaise sécrétion, dans la gangrène à la suite de blessures fraîches, d'amputations, etc.

Dans des érysipèles graves, d'après l'auteur, survenus consécutivement à des résections articulaires, on bourra complètement les plaies de naphthaline ; l'érysipèle fut coupé du coup. (*Gaz. méd. de Strasbourg*, n° 9, 1882.)

Sirop contre la coqueluche.

Faire infuser à chaud, de façon à obtenir environ 350 grammes d'infusé :

℞ Feuilles de belladonne. 25 grammes.
— de digitale
pourprée........... 4 —
Filtrer et ajouter :
℞ Teinture de *drosera ro-*
tundifolia .... 10 —
Enfin mélanger le tout avec :
Sucre blanc........... 750 —
Laisser refroidir.

Le sirop donne d'excellents résultats dans le traitement de la coqueluche chez les enfants ; le mode d'administration consiste dans la dose maxima de 4 à 5 cuillerées à café, par jour, pour un enfant de 2 à 8 ans.

Dr Octave GOURGUES.

—

Traitement du phagédénisme du chancre simple par l'acide pyrogallique
(VIDAL).

Acide pyrogallique....... 20 grammes.
Axonge................. 80 —

Chaque jour on remplit les ulcérations de cette pommade qu'on maintient avec un plumasseau de charpie : après trois pansements le phagédenisme est arrêté, les bords des ulcérations s'affaissent, et le fond des bourgeons charnus s'exhausse.

—

Gargarisme contre la salivation mercurielle (KOCHER).

Teinture de cachou.....   8 grammes.

Mellite simple..........   30   —

Injection de feuilles de

sauge................   170   —

On se gargarise de temps en temps dans la stomatite aphtheuse et la salivation mercurielle.

—

Pommade contre la blépharite ciliaire (GALEZOWSKI).

Précipité rouge..........   10 centigr.

Acétate de plomb crist...   5 milligr.

Axonge très fraîche......   5 grammes.

Huile de noisette........   5 gouttes.

Enduire matin et soir de cette pommade le bord libre des paupières, qu'on lavera auparavant avec l'infusion de thé vert.

Stanislas MARTIN,

L'oléate de mercure dans le favus (ring-worm), par Alder Smith.

Dans beaucoup d'occasions j'ai prôné l'usage de l'oléate de mercure dans le traitement de la teigne chronique, mais on ne sait pas assez quelle excellente préparation huileuse nous possédons en lui. Je vois constamment des cas de teigne, ayant résisté à tout traitement pendant des mois, des années même, céder à l'usage prolongé de l'oléate de mercure, tandis que je n'ai jamais vu un seul cas guérir par les autres agents (sauf l'huile de croton) après avoir résisté à l'oléate de mercure. Ce produit entre profondément dans les follicules, ce qui est essentiel. Le seul obstacle est la formation constante de croûtes jaunes sur les parties injectées et même les autres. Il faut les enlever ; elles arrachent des cheveux malades, il est vrai, mais sont un nouveau danger de contagion pour le malade et pour l'entourage. C'est pour éviter ceci que j'ai remplacé l'huile par une huile lourde de pétrole, et les résultats obtenus

6.

m'ont poussé à répandre la notoriété de ce produit stable et puissant. En outre, cette préparation me semble moins irritante pour le cuir chevelu. Les enfants, même au-dessous de 7 ans, me paraissent aptes à supporter la solution au dixième. Si le patient est au-dessous de cet âge, on fera soi-même une dilution avec de l'huile de pétrole ordinaire qu'on ajoutera. (*British med. Journ.*) Dr E. M.

Traitement du zona (Lailler).

Alcool à 90°.............. 10 grammes.
Perchlorure de fer au 30°. 30 —
   Mêlez.
En badigeonnages deux fois par jour.

Traitement de la carie dentaire par l'iodoforme désinfecté.

Pour arrêter la carie dentaire il suffit de mettre sur de la ouate la poudre suivante ou la pâte dont voici la formule :
   Iodoforme.......... 10 grammes.
   Poudre de camphre. 2 —

Mêlez et mettez sur de la ouate dans le trou de la dent.

Le succès, sans être d'une certitude absolue, est presque général.

Voici la formule de la pâte :

Iodoforme..........
Kaolin .... } ãã 1,00
Camphre........... 0,10
Essence de menthe.. 3 gouttes.
Glycérine .... Q. S.

Pour faire une pâte et boucher le trou de la dent. (*Paris médical*, 24 mars 1883.)

—

Potion contre les traumatismes.

(O. Gourgues.)

℞ Julep gommeux........... 125 gram.
Solution de phosphate de
soude au dixième....... } 20 —
Teinture d'arnica montana. 4 —
— d'erythroxylon coca 6 —
Sirop de quinquina calisaya. 30 —
M. S. A.

Une cuillerée à soupe toutes les demi-heures.

L'arnica montana est, à l'intérieur, un

stimulant énergique du système nerveux. On se trouvera bien de l'usage de ce produit, associé au phosphate de soude, pour tonifier les blessés qui viennent d'être « sidérés » par un traumatisme violent et imprévu.

—

Laryngite striduleuse.

Au moment de l'accès :

1° Appliquer au devant du larynx un linge très chaud ou une éponge imbibée d'eau chaude et exprimée ;

2° Immédiatement après donner un vomitif :

Sirop d'ipéca., 30 grammes.

Poudre d'ipéca. 0.20 jusqu'à 8 jours.

— — 0.30 à partir de 8 jours.

— — 0.50 — 1 an.

— — 1 gr. — 2 ans.

Après l'accès :

Administrer la même potion que pour la laryngite inflammatoire et suivre les mêmes prescriptions que pour le traitement de cette dernière maladie.

Paul RODET.

Névralgies faciales liées au coryza.

(LOMBARD.)

Opium brut...
Sucre .... $\left.\right\}$ $\bar{a}\bar{a}$ 5 à 10 centigr.

On projette cette poudre sur une pelle chauffée et on dirige la fumée de manière à la faire passer dans les fosses nasales. On peut répéter ces fumigations trois ou quatre fois par jour.

Du papier nitré imprégné d'une solution titrée d'opium remplirait le même office et pourrait rendre de grands services dans certaines névroses douloureuses du cœur ou du poumon.

On pourrait encore inhaler l'opium en fumant cette substance suivant le mode oriental ou en fumant des cigarettes faites avec du tabac arrosé d'une solution concentrée d'opium, puis séché avec soin.

Le liniment de Rosen.

M. Pierre VIGIER a proposé à la Commission du Codex, qui les a adoptées, les modifications qu'il a fait subir à la formule primitive du liniment de Rosen. Ces modifications consistent dans la simple addition de 2 à 3 pour 100 d'huile de ricin, et dans l'emploi d'un alcool de 90 à 95 degrés. Désormais la formule inscrite au Codex sera ainsi conçue :

Beurre de muscade...   5 grammes,
Essence de girofle...   5   —
Essence de genièvre..   2   —
Huile de ricin.......   2   —
Alcool à 95 degrés... 85   —

Triturez dans un mortier le beurre avec l'huile, ajoutez les essences et ensuite l'alcool.

Le liniment de Rosen ainsi préparé représente un mélange homogène et onctueux.

Collutoire contre le muguet.

Eau distillée...........   200 grammes.
Glycérine pure.........   30   —
Borax..................   10   —
Essence de menthe......   10 gouttes.
Teinture de pyrèthre....   1 gramme.
Mêlez.

Selon le précepte de Gubler, il ne faut

ajouter ni sucre ni miel aux collutoires donnés contre le muguet, pour ne pas produire l'acide lactite favorable au développement de la mucine parasitée.

—

Traitement du rhumatisme aigu par l'essence de Wintergreenn.

Au mois de janvier 1882, M. Cassamayer, chimiste bien connu de Brooklyn, proposait l'emploi de l'essence de Wintergreenn contre le rhumatisme, se basant sur ce fait que cette essence est un salicylate de methyle. Ses analyses montraient en effet que l'huile de Gaultheria ou de Wintergreenn contient 90/100 d'un éther méthylique, de l'acide salicylique et 10/100 d'une résine séparable par distillation.

Depuis cette époque, le Dr Kinnicutt, médecin de l'hôpital Saint-Luc de New-York a expérimenté ce médicament dans 17 cas de rhumatisme aigu et dans plusieurs cas de rhumatisme subaigu. Il a donné l'huile de Wintergreenn à la dose de 15 à 20 gouttes dans 60 grammes d'eau en prescrivant d'agiter la micture avant son emploi. Il a constaté que l'essence est presque entièrement et très rapidement éliminée par les reins ; l'urine prend l'odeur caractéristique du Wintergreenn, et une heure après l'administration de 20 gouttes d'essence, le perchlorure de fer y décèle la présence d'un salicylate en produisant la belle coloration violette bien connue.

En donnant le médicament en 6 ou 8 fois, toutes les deux heures par exemple pendant le jour, il n'a jamais constaté de signes d'intolérance gastrique ni d'intoxication (délire, trouble de la vue) ; rarement même les malades ont accusé les bourdonnements d'oreille presque physiologiques dans la médication salicylée.

Chez tous ses malades M. Kinnicutt a continué le médicament à doses décroissantes pendant les premiers jours de la convalescence. Les résultats thérapeutiques ont été excellents dans les 17 cas de rhumatisme aigu, la durée moyenne de la fièvre a été de 3 jours 1/12 après le commencement du traitement ; les douleurs articulaires ont cessé 4 jours 1/2 après et les malades ont pu sortir de l'hôpital 24 jours 1/2 après leur entrée.

M. Kinnicutt conclut que l'essence de Wintergreenn, par son goût agréable, par son bon marché relatif, par la facilité avec laquelle elle est tolérée, et enfin par ses effets thérapeutiques, l'emporte sur tous les autres salicylates et doit leur être préférée chaque fois que la médication salicylée est indiquée. (*The medical Record*, 4 nov. 1882.)

VERMEIL.

Nouveau sirop pectoral. (FARAUT).

Nous recevons la formule d'une préparation particulièrement recommandable dans la bronchite et dans toutes les affections pulmonaires accompagnées de toux. Son dosage mathématique nous permet d'en recommander spécialement l'emploi.

℞. Infusion vineuse filtrée de lichen, polygala, ipéca, thym, romarin, serpolet, manne et tolu.. Un litre.

Sucre.................. Deux kilogr.

F. s. a. un sirop

Dans lequel on mettra une solution composée de :

Eau de laurier-cerise..   500 grammes.
Extrait de Gombo (Hibiscus Esculentus)..   25   —
Extrait d'aconit.......   2   —
Extrait d'opium........   2 grammes.
Extrait d'ipéca.........   1   —

Ajouter les deux préparations ci-dessus à huit kilogr. de sirop de séné.

Trente grammes de ce sirop contiennent :

0,01 centigramme.. Extrait d'opium.
0,01   —   — d'aconit,
0,005 milligramm..   — d'ipéca.

—

Pâte pectorale.

M. Faraut prépare cette pâte avec l'infusion de violettes de Parme fraîchement cueillies, gomme et sucre dans laquelle on ajoute les extraits ci-dessus en telle proportion que chaque lozange contient 0,001 milligramme d'extrait d'opium et aconit et un demi-milligramme d'extrait d'ipéca.

Etoupe purifiée et antiseptique.

(WEBER et THOMAS.)

La charpie est à peu près abandonnée par tous les chirurgiens, mais il s'agit de chercher la substance qui doit la remplacer et qui remplira les conditions suivantes :

1º Elle doit être d'une pureté absolue, c'est-à-dire ne contenir ni germes organiques, ni poussières, ni résidus d'aucune espèce, ni matières grasses ou résineuses ;

2º Elle doit être d'une propreté et d'une blancheur irréprochables ;

3º Elle doit être élastique, douce au toucher, d'un contact moelleux ;

4º Elle doit absorber facilement les liquides sécrétés par les plaies, de même que les agents médicamenteux, dont on veut l'imprégner ;

5º Elle doit être suffisamment feutrée pour filtrer l'air et défendre les plaies de l'accès des germes ;

6º Elle doit être antiseptique ou doit pouvoir être rendue telle avec rapidité et facilité ;

7° Elle doit être d'un prix aussi modique que possible.

MM. Weber et Thomas croient avoir trouvé cette substance avec l'étoupe purifiée et cardée.

Il lave l'étoupe brute dans une solution de soude caustique bouillante, la blanchit par l'hypochlorite de soude, puis la traite par l'acide chlorhydrique étendu pour détruire toutes les chènevottes ou parties ligneuses. Il la sèche, puis la carde sur une ou plusieurs cardes plus ou moins fines. Enfin pour la rendre antiseptique, il l'imprègne d'acide phénique dans la proportion de 10 p. 100 de son poids d'acide phénique pur introduit par volatilisation. L'étoupe ainsi obtenue remplit toutes les conditions désirables. Elle peut se conserver très longtemps dans des boîtes hermétiquement fermées sans rien perdre de ses propriétés antiseptiques. Elle revient à 1 fr. 50, 1 fr. 75 le kilogramme, lorsqu'elle n'est pas phéniquée. Elle reviendrait à 2 fr. ou 2 fr. 25 le kilogramme dans le cas contraire. (*Revue de chirurgie*, juillet 1882.) A. B.

—

Nouveau vin de pepsine. (Formule allemande.)

Pepsine.....................	50 parties.
Glycérine...................	50 —
Acide chlorhydrique.....	5 —
Eau	50 --
Vin blanc...	1845 —

Faites un mélange légèrement pâteux avec la pepsine, la glycérine et l'eau ; ajoutez le vin blanc et l'acide chlorhydrique ; laissez en contact le mélange pendant six jours en agitant de temps en temps ; le produit est un liquide clair jaunâtre, la pepsine employée doit être telle que, 0 gr. 100 dissous dans 100 gr. d'eau et 2 gr. 500 d'acide chlorhydrique soient susceptibles de dissoudre 100 gr. d'albumine d'œuf, coupée en morceaux de la grosseur d'une lentille ; le mélange agité de temps en temps pendant quatre à six heures à la température de 40° doit donner un liquide légèrement opalescent.

Note sur la pepsine. — Un pharmacien de grand mérite, Pierre Vigier, a constaté avec raison que la pepsine perd de son action lorsqu'on l'unit à des substances alcalines telles que carbonate de chaux, magnésie, yeux d'écrevisses ; il est préférable de l'administrer seule, alliée à de la rhubarbe ou dissoute dans des liquides qui seraient sans action chimique.

—

Solution contre les parasites du pubis et de la tête.

Sublimé corrosif........   5 grammes.
Glycérine de Price......   100   —
    Mêlez.

Malgré la causticité du bichlorure de mercure, la peau n'est pas irritée, ce sel n'est pas absorbé, on n'en trouve donc pas de traces dans les urines parce que, loin d'aider à l'absorption du sel il l'empêchera ; une chose à considérer : les parties affectées ne doivent pas avoir été écorchées.

Pommade contre le lupus.

(Lutz.)

Iodure de potassium..   0 gramme 10
Biiodure de mercure..   0 —   10
Axonge..............   100 —

Faites une pommade, avec laquelle on pratique des onctions tous les trois jours dans le cas de lupus tuberculeux, — l'acupuncture, les scarifications linéaires et le raclage sont souvent employés et rendent de signalés services.

Stanislas Martin.

—

Potion contre l'anasarque scarlatineuse.

(Wicterhoff.)

Teinture de scille........   III gouttes.
Eau distillée............   80 grammes.
Sirop d'écorces d'oranges
amères..............   8 —

Mêlez une cuillerée à dessert de deux en deux heures, aux enfants atteints d'anasarque scarlatineuse, quand il n'existe ni fièvre ni chaleur à la peau, mais que l'urine est peu abondante.

—

Pâte de Lister.

Acide phénique......... 30 grammes.

Huile de lin ou d'olive.. 100 —

Craie blanche pulvérisée. Q. S.

On étend cette pâte sur une feuille de gutta-percha et on l'applique, soit sur une articulation ouverte, soit sur un abcès profond, soit comme pansement des plaies.

—

Les cicatrices de la variole : moyen de les prévenir (Schwimmer.)

1° Acide phénique....... 5 grammes.

Huile d'olive......... 40 —

Craie lavée en poudre. 60 —

Faites une pâte molle.

2° Huile phéniquée ..... 3 —

Huile d'olive..... ⎱ āā 40 —
Amidon .... ⎰

Mêlez.

3° Thymol............. 5 —

Huile de lin.......... 40 —

Craie lavée pulvérisée.. 60 —

Mêlez.

La médication employée par M. Schwim-

mer consiste dans les applications topiques d'acide phénique et de thymol sur
les régions de la peau les plus exposées
à la vue ; en cinq à six jours l'application
ci-dessus hâte l'évolution des pustules,
l'exanthème ne laisse jamais de cicatrices
tant redoutées.

—

Pommade contre la mentagre.

(MAITRE.)

Oxyde rouge de mercure.   1 gramme.
Précipité blanc..........   1   —
Sulfate de cuivre........   1   —
Pommade Rosat.........   15   —

Mêlez. Onctionnez dans le cas de mentagre, après avoir pratiqué l'épilation.

—

Teinture d'iode.

La teinture d'iode rend aujourd'hui de
réels services dans la thérapeutique ; on
ne saurait plus s'en passer ; son usage
aurait une plus grande valeur si elle n'a-
vait pas l'inconvénient de colorer la peau ;
il est vrai que cette couleur disparaît avec

7.

le temps ; beaucoup de femmes malgré cela refusent à s'en servir.

On a reconnu que cette teinture s'altère avec le temps ; d'après Pierre Vigier, il s'y forme de l'aeide iodhydrique qui sur la peau agit comme irritant ; il est donc convenable que cette teinture n'ait pas été préparée depuis trop longtemps.

Un chimiste, M. Dannecy, préconise deux solutions dont les effets sont beaucoup plus constants.

Iodure de potassium..... 10 grammes.
Iodate de potasse........ 1 —
Eau........ .... 50 —

On badigeonne la partie affectée à l'aide d'un pinceau de blaireau ; puis, lorsqu'elle est absorbée et séchée, on badigeonne à l'aide d'un autre pinceau avec la solution réactive préparée avec :

Acide citrique........... 10 grammes.
Eau distillée........... 50 —

Note du rédacteur. — Lorsque le médecin sera forcé d'employer la teinture d'iode officinal il pourra formuler ainsi, et la faire préparer extemporairement :

Iode bisublimé............ 1 gramme.
Alcool à 90º............... 9   —
Dissolvez et filtrez.

—

Potion anti-vomitive.

(CHÉRON.)

1º Bicarbonate de po-
  tasse .... 5 grammes.
  Bromure de potas-
  sium 2   —
  Eau distillée........ 60   —
  Faites dissoudre.
2º Acide citrique....... 1   —
  Sirop de sucre....... 10   —
  Eau distillée........ 120   —

Une cuillerée à bouche de l'une et de l'autre potion dans un verre ; mêlez et buvez.

Remède préconisé pour arrêter les vomissements pendant la période aiguë de la pelvi-péritonite localisée, et dans les affections diverses de l'appareil utéro-ovarien chez la femme.

Stanislas MARTIN.

—

La consoude contre les hémorrhoïdes.

Remède populaire.

Racine de grande con-
soude.............. 60 grammes.
Eau .... 1500 —

Faites bouillir jusqu'à réduction d'un kilogramme. Guérison complète en quelques jours.

Si les hémorrhoïdes sont externes et internes, adjoindre au traitement des suppositoires de beurre de cacao, aditionnés d'extrait de belladone (10 centigr. par suppositoire).

—

Traitement de la laryngite inflammatoire.

(J. SIMON.)

A. *Légère* :

1º Repos au lit (très important) ;

2º Vomitif ;

3º Boissons chaudes ;

4º Bottes d'ouate qu'on changera matin et soir.

B. *Intense* :

1º Inhalations de vapeurs émollientes ;

2º Application de cataplasmes sinapisés au devant du cou ;

3º Appliquer sur les membres inférieurs des révulsifs, tels que de l'ouate saupoudrée de farine de moutarde et entourée de taffetas gommé ;

4º Potion avec :

Eau de tilleul........ ⎫
Eau de fleurs d'orangers⎰ āā 60 grammes.

Eau de laurier-cerise ..   15   —

Alcoolature de racines ⎫
    d'aconit............ ⎬ āā 10 gouttes.
Teinture de belladone. ⎭

Sirop de tolu. ....   30 grammes.

S'il y a de l'agitation la nuit, on ajoutera :

Sirop de codéine........ 5 grammes.

A prendre par cuillerées à café toutes les heures et, à partir de 2 ans, par cuillerées à soupe :

5º Vomitif :

Poudre d'ipéca..... 0.30 cent. à 1 gr.
Sirop de violettes.. 30 grammes.
Looch blanc...... nº 1.

Ce vomitif est très bien pris par les enfants, même les plus rebelles.

C. Quand la laryngite est secondaire, comme celle qui survient dans le cours de la variole, on ne donnera de vomitifs que lorsque l'état général le permettra et que la suffocation semblera dominer toutes les autres indications. Sinon on s'en abstiendra, parce qu'on débiliterait le malade sans profit.

—

Emploi de l'eau chloroformée.

M. le Dr de BEURMANN publie dans le *Bulletin de Thérapeutique* du 15 août 1883, les différentes formules au moyen desquelles on peut administrer l'eau chloroformée à l'intérieur.

Il précise d'abord le manuel opératoire pour obtenir la véritable eau chloroformée, stable et non caustique, d'après les travaux de *Lasègue* et de *Regnauld* : il suffit de verser dans un flacon, aux trois quarts plein d'eau distillée, un excès de chloroforme, d'agiter le mélange pendant une heure environ, à plusieurs reprises, et de laisser déposer le chloroforme jusqu'à complet éclaircissement.

Ce détail est indispensable, car ces auteurs ont maintes fois constaté que, si l'eau présente la moindre opalescence, indice de quelques traces de chloroforme divisé et suspendu dans le liquide, son action sur les muqueuses de la bouche et de la langue devient insupportable, presque caustique. L'eau chloroformée, saturée et complètement transparente, est séparée de l'excès de chloroforme par décantation ou à l'aide du siphon.

D'après les expériences de M. Regnauld, exécutées au laboratoire de pharmacologie de la Faculté, cette eau chloroformée est plus stable et s'altère trois fois moins vite que le chloroforme pur.

Voici maintenant, d'après M. de Beurmann, le mode d'emploi de cette liqueur :

Lorsqu'il s'agit, par exemple, de calmer les douleurs vives ou seulement les sensations nauséeuses dont souffrent les malades atteints de dilatation stomacale pendant le stade pénible de leur digestion, on pourra adopter la formule suivante :

℞ Eau chloroformée saturée. ⎫
　Eau distillée............... ⎬ ãã 150 gr.

Prendre une cuillerée à dessert du mélange au moment où le malaise se produit; continuer de quart d'heure en quart d'heure jusqu'à ce qu'il ait disparu.

On peut encore formuler :

℞ Eau chloroformée saturée... 150 gr.
　Eau de fleurs d'oranger... .. 50 —
　Eau distillée. .... 100 —

Soit encore :

℞ Eau chloroformée........ 150 gr.
　Teinture de badiane..... . 5 —
　Eau......... ...,...... 145 —

Ou bien :

℞ Eau chloroformée........... 130 gr.
　Eau distillée de menthe..,.... 30 —
　Eau. .... 120 —

Ces différentes mixtures seront également prises par cuillerées, à intervalles plus ou moins rapprochés, pendant la période où les troubles de la digestion se traduisent par des sensations subvertigineuses, des nausées, des douleurs aiguës, de l'anxiété ou un mouvement fébrile passager.

Les mêmes formules peuvent être utilisées pour pallier les douleurs qui accompagnent si souvent les affections organiques de l'estomac. Elles donnent aussi d'excellents résultats dans les vomissements d'origine nerveuse et dans ceux de la grossesse.

L'action topique de l'eau chloroformée peut également être mise à profit pour modérer les douleurs d'origine dentaire (Lasègue).

L'eau chloroformée peut entrer dans un grand nombre de formules comme élément actif ou comme simple excipient. Par ses propriétés antispasmodiques, aussi bien que par sa saveur et son inaltérabilité, elle présente à ce point de vue des qualités incontestables.

Si l'on veut donner des préparations calmantes ou hypnotiques, dit M. de Beurmann, l'eau chloroformée sera à la fois un excipient agréable et un adjuvant utile :

Potion narcotique :

℞ Eau chloroformée saturée. ...   60 gr.
Eau de fleurs d'oranger. .....   60 —
Sirop de morphine... ....   30 —

Potion bromurée calmante :

℞ Eau chloroformée diluée.....   100 gr.
Eau de fleurs d'oranger.....   20 —
Sirop de morphine..........   30 —
Bromure de potassium.......   1 —

Potion calmante pour les enfants :

℞ Eau chloroformée diluée.....   100 gr.
Eau de fleurs d'oranger.....   20 —
Sirop diacode...............   30 —
Bromure de potassium.......   1 —

Potion chloralée :

℞ Eau chloroformée saturée...   100 gr.
Sirop   d'écorces   d'oranges
amères..................   ....   50 gr.
Hydrate de chloral...........   2 —

Potion salicylée :

℞ Eau chloroformée diluée.....   100 gr.
Eau distillée de menthe.....   20 —
Sirop de sucre...............   30 —
Salicylate de soude.........   4 à 8 —

Potion hémostatique :

℞ Eau chloroformée diluée.　130 gr.
　Eau de fleurs d'oranger..　　20 —
　Solution officinale de per-
　　　chlorure de fer.........　X à XX g.

Potion hydragogue, lorsqu'on veut décharger la circulation veineuse, embarrassée dans le cours d'accidents asystoliques, liés à une cardiopathie :

℞ Eau chloroformée saturée...　100 gr.
　Eau de fleurs d'oranger.....　50 —
　Gomme-gutte.............,..　1 —

Emulsionner avec soin.

Prendre une cuillerée à potage tous les jours ou tous les deux jours, le matin.

M. de Beurmann recommande ces formules avec d'autant plus de confiance, que toutes ont été expérimentées au lit du malade, et que les rapports de leurs divers éléments ont été plusieurs fois modifiés, avant d'arriver aux proportions les plus satisfaisantes.

Dʳ Octave GOURGUES.

Emplois divers du naphtol.

Le naphtol, encore peu répandu en France, est, au contraire, très usité en Allemagne dans les maladies de la peau, et paraît constituer à ce point de vue un précieux médicament. Nous avons déjà eu occasion d'indiquer quelques-unes des formules employées par Kaposi. Voici d'autres préparations usitées par le savant professeur de Vienne et indiquées par la *Revue médicale de la Suisse romande.*

Contre le *prurigo*, le traitement au naphtol est supérieur à tous les autres. Tous les soirs, on appliquera sur les endroits prurigineux une couche mince de la pommade suivante :

Naphtol.................... 5 parties.
Onguent simple ou onguent
    émollient............... 100 —

Saupoudrer ensuite. Pas de bains. Aux enfants, faire porter pendant la nuit de légers vêtements de laine. Les saupoudrer le matin avant de les habiller.

On peut y joindre des frictions au savon de naphtol et de soufre, jusqu'à ce que l'état du malade se soit sensiblement amélioré.

L'effet du naphtol serait tout aussi surprenant dans l'*ichthyose*. Kaposi emploie alternativement la pommade de naphtol et les préparations suivantes : savon mou, 100 gr.; naphtol, 2 gr., ou bien : huile de foie de morue, 100 gr.; naphtol, 2 gr. et des bains.

Le prurigo et l'ichthyose demandent des soins particuliers et prolongés : il faut continuer l'usage du naphtol, même après que la peau paraît redevenue normale. Pour cela, l'auteur fait prendre 1 à 2 bains par semaine, avec des lavages au savon de naphtol ou au savon de soufre et de naphtol. Puis, tous les deux ou trois jours, il fait faire des frictions avec une pommade de naphtol à 5 p. 100. Pour éviter l'effet cumulatif de résorption du naphtol, Kaposi conseille de remplacer cette pommade, pendant une semaine sur quatre, par de l'onguent émollient ou par :

Onguent glycériné....... 100 gr.

Acide borique.......... 5 —

Dans l'*hyperhydrose*, Kaposi s'est servi avec succès de la solution suivante :

Naphtol.........   5 grammes.

Alcool.   100   —

Glycérine.   10   —

Herpès tonsurans. — L'herpès tonsurant squameux et vésiculaire guérit très rapidement avec le naphtol. On peut employer une solution alcoolique de 1 p. 100 en badigeonnages 4 à 6 fois par jour pendant deux à trois jours, ou bien la pâte naphtalo-soufrée, ou bien encore le savon de soufre et de naphtol dont on laisse sécher l'écume sur l'endroit affecté d'herpès.

Dans l'herpès tonsurant maculeux généralisé, la solution alcoolique est trop irritante; il vaut mieux se servir de la préparation suivante :

Savon mou.......   100 grammes.

Naphtol.........   2   —

Alcool de lavande.   10   —

Saupoudrer et mettre de la flanelle. Une friction le soir pendant deux à trois jours. L'épiderme se desquame en quelques jours sans aucun phénomène d'irritation.

Sur le cuir chevelu, il faut y joindre l'épilation. L'effet est alors tout aussi rapide.

Dans le *favus*, on ramollit les masses faveuses avec de l'huile naphtolée (1 0/0), puis on lave avec le savon de naphtol et de soufre et on épile les cheveux malades. On continue ce traitement jusqu'à ce que la peau ne présente plus traces d'eczéma. Après la guérison de l'eczéma, on applique encore de temps en temps la pâte naphtalo-soufrée.

Les *pediculi pubis* sont tués radicalement par des badigeonnages avec :

Naphtol....... 5 grammes.
Huile d'olive... 50 —

Des compte-gouttes.

Nous empruntons aux contributions pharmaceutiques de M. P. Vigier une note intéressante sur les compte-gouttes, dont l'usage se répand de plus en plus dans la pratique médicale et pharmaceutique.

Le compte-gouttes de M. Lebaigue paraît être le meilleur. C'est un instrument de grande précision qui peut être placé à côté des burettes graduées dans les laboratoires d'analyse.

M. Lebaigue a fait construire des flacons de diverse capacité munis de comple-gouttes pour le service de l'officine, et, grâce à ces ustensiles, un grand nombre de médicaments peuvent être préparés avec une rigueur mathématique,

Rien n'est plus facile, en effet, que d'introduire une petite quantité d'un liquide volatil dans une potion ou un sirop ; on n'a qu'à consulter les tableaux dressés à cet effet, et dont voici un exemple :

1 gr. Eau distillée donne.. 20 gouttes.
— Laudan. de Sydenham. 34 —
— Alcoolature d'aconit. 50 —
— Chloroforme........ 54 —
— Eau de Rabel....... 55 —
— Teinture de digitale.. 58 —
— Ether pur.......... 77 —

Si ces chiffres sont si différents les uns des autres, cela tient au poids spécifique et à la cohésion des molécules du liquide.

Ainsi 1 gramme d'eau donne 20 gouttes, et 1 gramme de chloroforme, dont le poids spécifique est 1 gr. 49 (c'est-à-dire moitié plus lourd que l'eau), donne 54 gouttes. Dans ce cas-là, les gouttes sont très petites, parce que les molécules de chloroforme n'ont qu'une très faible cohésion entre elles.

Dans quelles erreurs tomberait-on si l'on ne considérait que la densité des liquides ? L'emploi du compte-gouttes est donc indispensable. Mais les flacons sont fragiles, coûtent cher ; les pharmaciens ne sont pas souvent disposés à renouveler leur matériel ; bref, la plupart s'en passent. A ceux-là, je leur conseillerai de compter combien les flacons ordinaires de teinture qui garnissent leurs tablettes donnent de gouttes au gramme, et d'inscrire ce nombre sur une contre-étiquette bien en vue et très lisible pour les élèves. Ils arriveront à des chiffres surprenants, et n'ayant aucun rapport avec les nombres cités plus haut, puisque les gouttes dif-

fèrent entre elles d'après la grosseur du
flacon et même d'après la quantité de liquide que contient le flacon ; mais je puis,
par expérience, leur certifier qu'ils seront,
en agissant ainsi, bien près de la vérité.
Grâce à cette précaution, le service devient sûr et facile. Outre les teintures,
essences, alcoolats, on prépare d'avance
des solutions d'extraits au dixième ; des
solutions de chloral, iodure de potassium,
salicylate de soude, avec partie égale d'eau
distillée ; de l'arséniate de soude au cen-
tième ; de sublimé, sulfate de zinc et
chlorhydrate de morphine au vingtième ;
de chlorhydrate de morphine dans la glycérine au dixième, etc. ; en un mot, de
tous les produits solubles dont on a souvent besoin. Toutes ces considérations
m'amènent à penser que les médecins
devraient toujours écrire leurs formules
en poids, laissant au pharmacien le soin
de les traduire en gouttes si cela est nécessaire. (*Gaz. hebd. de Paris*, 8 juin 1883.)

Purgatif au séné et au chloral.

(Dr BONATTI.)

1° Séné.......................... 6 gr.

Eau........................... 300 —

Faites infuser et ajoutez :

Hydrate de chloral... 1 gr. 50 à 2 —

Sirop simple............... 30 —

Mêlez.

2° Séné......................... 12 —

Eau........................... 300 —

Ajoutez :

Hydrate de chloral... 1 gr. 50 à 3 —

Sirop simple............... 30 —

Ces préparations ont donné des effets purgatifs dans des cas où l'administration du jalap et même l'huile de croton s'étaient montrés inefficaces.

—

Pommade contre les engelures ouvertes.

(GUENEAU DE MUSSY.)

Axonge....... 15 gr.

Lycopode..... 0 50

Tannin....... 0 50

Mêlez.

—

Pommade contre les engelures.

Alun calciné........... 2 gr. 50
Axonge................ 15. —
Pommade rosat........ 2 —
Iodure de potassium... 1 —
Laudanum de Rousseau. 1 — 50

Mêlez de la manière suivante avec 3 grammes d'huile d'amandes douces ; on y ajoute les corps gras, puis on y incorpore le laudanum et l'iodure de potassium dissous dans un gramme d'eau distillée.

—

Mixture contre les engelures.
(GUENEAU DE MUSSY.)

Vin de quinquina...... 70 gr.
Alcool camphré........ 30 —
Teinture d'arnica....... 12 —
Iodure de potassium.... 4 —
Laudanum Sydenham... 4 —

Mêlez.

Envelopper le soir les doigts malades avec un morceau de flanelle imbibée de cette mixture.

—

Potion tonique et potion cordiale.

(V. Audhoui.)

Le Dr Audhoui n'admet pas qu'on fasse entrer dans certains juleps gommeux une forte dose d'eau-de-vie de Cognac ou de rhum, si déjà on y a mis du vin ; il dit qu'on peut prescrire une infusion aromatique ou toute autre tisane préparée chez le malade, dans laquelle le docteur fixera l'addition d'une certaine quantité de cognac, de rhum, ou d'eau de mélisse des Carmes, autrement dit *alcoolat de mélisse officinal*.

Comme l'alcoolat de mélisse se trouve toujours dans les pharmacies, voici la formule de la potion tonique ordinaire qu'il serait charmé de voir adopter ; elle remplit les conditions voulues :

Sirop de quinquina............. 25 gr.

Alcoolat de mélisse............ 5 —

Eau distillée de menthe poivrée. 30 —

Eau commune................. 90 —

Mêlez.

Quant à la potion *cordiale aromatique*, il la formule ainsi :

8.

Sirop d'œillet.............. 30 gr.
Alcoolat de cannelle........ 15 —
Confection d'hyacinthe...... 5 —
Eau distillée de menthe } āā, 60 —
Eau de fleurs d'oranger }

Mélangez les eaux distillées, l'alcoolat et le sirop et délayez la confection d'hyacinthe dans la liqueur.

Là confection d'hyacinthe peut être supprimée, n'ayant pas une action très active.

Poudre antiseptique.

Poudre de racine d'arnica. } āā Parties
Sulfate de quinine........ }   égales.
Camphre. .... }

Mêlez exactement, pour saupoudrer les ulcères rebelles et gangreneux, lorsqu'il n'est pas possible d'employer l'acide phénique.

Solution d'iodure d'arsenic et de mercure.

Les médecins, en Angleterre et en Amérique, emploient très souvent la solution suivante dans les maladies de la peau de forme squameuse; ils l'administrent à la dose de 10 à 30 gouttes, trois fois le jour à l'intérieur, dans une grande quantité d'eau distillée; à l'extérieur en lotions, 4 grammes pour 32 grammes d'eau distillée :

℞ Iodure d'arsenic.......... 1 gr. 75
   Iodure rouge de mercure.. 1   75
   Eau distillée............. 250 gr.

Broyez les iodures avec 15 grammes, et, lorsque la solution est opérée, ajoutez le reste de l'eau, chauffez jusqu'à ébullition, puis filtrez au papier.

—

Elixir ferrugineux.
(AUDHOUI.)

Citrate de fer ammoniacal..... 5 gr.
Elixir de Garus................ 500 —

Prenez un petit verre à liqueur de cet élixir après le repas ou en tout autre moment de la journée, selon que le commandera l'indication.

Note du rédacteur. — A défaut de Garus, on peut prendre de l'anisette, de la liqueur de fleurs d'oranger.

Emploi du sublimé corrosif dans le sycosis parasitaire.

(Dr CATOIS.)

Eau distillée...... 120 gr.
Sublimé......... 1 —

On verse une cuillerée à café de cette solution dans un demi-verre d'eau froide et lotionner la partie enflammée.

Si l'affection continue sa marche, il faudra recourir à l'*épilation* complète, avec application, après chaque séance, de la pommade suivante :

Turbith....... 1 gr.
Axonge....... 30 —

Mêlez.

—

Acide borique dans la vaginite.

(CHÉRON.)

Glycérine neutre...... 120 gr.
Acide borique........ 80 —

Dissolvez à chaud l'acide borique.

Trois à quatre cuillerées à bouche de ce mélange par litre d'eau pour faire des irrigations biquotidiennes, ou avec un tampon de ouate laissé dans le vagin.

Emploi de l'acide chromique.

(James PAGET)

Dans sa *Revue thérapeutique étrangère*, le Dr Lucien Deniau nous apprend que sir James Paget obtient de bons résultats en badigeonnant la langue avec une solution d'acide chromique, toutes les fois qu'on veut combattre le psoriasis d'origine goutteuse ; la même solution peut être employée pour détruire les ulcérations syphilitiques, qui, souvent, affectent le même organe. Sur 20 malades qui ont notablement bénéficié du traitement, 7 étaient atteints de glossite superficielle chronique et 13 d'affections syphilitiques secondaires : ulcères, tubercules muqueux, condylomes ; c'est contre ces lésions que l'acide chromique agit surtout avec rapidité : il ne peut rien contre les manifestations tertiaires : gommes, ulcérations étendues, syphilides tuberculeuses.

Sous l'influence de cet agent, on voit certaines inflammations chroniques superficielles de la langue, accompagnées de petites ulcérations, passer momenta-

nément à l'état aigu et guérir très rapidement. L'acide chromique s'emploie à la
dose suivante :

Acide chromique........ 60 centigr.
Eau................. 30 gr.
Mêlez.

Stanislas MARTIN.

De l'huile d'eucalyptus dans la pratique obstétricale.

Le Dr SLOAN reproche à l'acide phénique, comme désinfectant utérin, de ne
pouvoir être employé d'une façon continue, parce que : 1° les quantités qu'il
faudrait employer seraient toxiques ; 2° il
causerait une irritation assez grande pour
empêcher la cicatrisation des déchirures ;
3° il coagulerait l'écoulement lochial,
causant ainsi sa rétention jusque dans
l'utérus ; 4° pour beaucoup de personnes, il
a une odeur nauséabonde. M. Lister, en
mai 1881, recommandait l'huile d'eucalyptus comme succédané de l'acide phénique lorsque celui-ci ne pouvait être
employé. Le Dr Sloan croit que ce succé-

dané pourrait recevoir dans la pratique obstétricale une application d'autant plus étendue qu'il a été considéré comme plus inoffensif. Aussi il l'a expérimenté et en a retiré les avantages suivants : 1° Il n'est pas toxique ; 2° Il n'est pas irritant ; 3° Il ne coagule pas les lochies ; 4° Son odeur est plutôt agréable ; 5° Il semble agir comme un stimulant de l'utérus, en provoquant la contraction utérine. Introduit dans un suppositoire de forme et de dimension convenables, on peut facilement le maintenir appliqué au voisinage du col. Pour cela, le suppositoire doit être large et étroit, il doit fondre lentement, mais complètement et contenir une grande quantité d'huile antiseptique.

Ces desiderata sont remplis par la formule suivante :

Huile d'eucalyptus..   12 grammes.
Cire blanche.......
Beurre de cacao .... } āā 90 —

F. S. A. douze suppositoires vaginaux.

On en appliquera un matin et soir, immédiatement après s'être lavé avec une éponge, et quand bien même on renouvelle les serviettes, l'odeur est parfaitement perceptible. Sans savoir si l'huile est absorbée, le Dr Sloan est convaincu qu'elle ne reste pas à l'orifice du col, mais qu'elle pénètre dans la cavité utérine. Car on admet que, pendant plusieurs jours après l'accouchement, l'utérus est dans un état alternatif de contraction et de relâchement, et alors, tandis que pendant la contraction il se vide de lui-même, pendant le relâchement, par suite du vide produit, il se fait une aspiration qui entraîne dans l'utérus tout ce qui se trouve à l'orifice du col. C'est ainsi que l'eucalyptus s'insinue dans la cavité utérine. Le Dr Sloan emploie les suppositoires dans tous les cas, à l'hopital ; dans la pratique privée, il ne les prescrit que dans les cas qui réclament un traitement spécial dès le début. Dans un cas de pyohémie, il a fait chaque heure une injection hypodermique avec 5 gouttes d'huile d'eucalyptus pour 20 gouttes d'huile d'olive. La malade était mourante et se trouva très améliorée par cette médication. (*The Lancet*, 2 septembre 1882.)   Paul RODET.

—

Remède populaire contre les cors.

Faites macérer dans de l'huile d'olive pendant douze heures des rondelles d'agaric de chêne ; mettez ces rondelles sur les cors, en quelques jours ils disparaîtront.   S. MARTIN.

—

Traitement de la phthisie (DAVEZAC).

Iodôforme pulvérisé. .... 1 centigr.
Extrait de gentiane....... 3   —
Extrait de thébaïque........ 1   —

Pour une pilule, 3 à 6 par jour.

Concurremment avec des pilules, ce médecin bordelais emploie le gavage et les pulvérisations fréquemment répétées avec le liquide suivant :

Iodoforme pulvérisé......... 1 gr. 50
Essence de térébenthine..... 50 —
Huile d'arachides..... 150 à 200 —
Essence de Bergamote..... ⎱
Acide thymique........... ⎰ ãã 2 gr. 50

Mêlez.   Stanislas MARTIN.

Pilules contre la chloro-anémie avec aménorrhée (HUCHARD).

Tartrate ferrico-potassique. 5 grammes.
Extrait d'armoise.....
 ⸺ d'absinthe.... } $\widetilde{aa}$ 2 —
Aloès soccotrin........... 1 —
Essence d'anis.............. qq. gouttes.

Pour 50 pilules, — à prendre deux pilules à chaque repas, exercice au grand air, nourriture fortifiante.

Stanislas MARTIN.

Potion astringente.

Simarouba................ 15 grammes.
Eau....................... Q. S.

Faites une décoction pour avoir une colature de 250 grammes qu'on filtre et à laquelle on ajoute :
Émulsion gommeuse..... 60 grammes.
Teinture thébaïque...... XX gouttes.

On donne cette potion par cuillerées dans la diarrhée chronique simple.

Poudre contre l'atonie gastro-intestinale.

(G. Sée).

Magnésie calcinée........ 30 gr.
Craie lavée............. 30 —
Colombo pulvérisé.......   2 —
Vanille pulvérisée......   1 —

Mêlez une demi-cuillerée à café avant chaque repas aux personnes atteintes d'atonie gastro-intestinale, avec tympanisme; on y ajoute, dans certains cas, 5 à 10 gouttes de teinture de noix vomique dans une cuillerée de café noir, à la fin du repas; purgatif salin de temps en temps.

L'hygiène de la bouche et l'entretien des dents et des gencives. (Foustanos.)

Craie préparée............. 6 grammes.
Carbonate de magnésie, ⎫ 1/4 ⎫
Extrait de ratanhia... ⎭ āā 3 ⎭   —

Essence de girofle..... ⎫
   —   de cannelle... ⎬ āā VI gouttes.
   —   de menthe..... ⎭

Mêlez bien et faites une poudre impalpable.

La magnésie et la craie ont l'avantage

dé neutraliser les acides qui se trouvent déposés sur les dents et entre les gencives ; l'extrait de ratanhia, par ses propriétés connues, nettoie bien et tonifie les gencives, blanchit et affermit les dents. La racine de ratanhia était, avant de connaître ses propriétés astringentes, employée seulement aux divers dentifrices, même contre la tuméfaction simple ou scorbutique des gencives. Les femmes péruviennes emploient déjà depuis longtemps, même avant que cette racine soit connue en médecine, la racine de ratanhia pour blanchir les dents et fortifier les gencives.

Nouveau remède contre les verrues.
Extrait de chanvre indien....   0 gr. 60
Acide salicylique..........   1 — 20
Collodion.................... 30 —

Note du rédacteur. — Il y a quelques années, un praticien avait préconisé l'usage de la magnésie calcinée, deux à trois cuillerées à café dans un verre d'eau.

Stanislas MARTIN.

Mixture pour calmer les douleurs de dents.

M. le professeur J. Redier préconise le mélange suivant pour calmer les douleurs, lorsque les dents sont cariées ; on nettoie l'intérieur de la dent pour qu'elle ne contienne aucune substance étrangère, on met ensuite dedans un morceau de coton imbibé de quelques gouttes de la mixture suivante :

Teinture de benjoin du codex...... 4 gr.
Teinture d'extrait d'opium....
Chloroforme. ....
Créosote pure...............

$\overline{aa}$ 2 —

Mêlez.

On place dessus la ouate un morceau du même coton, pour que celui qui est imbibé reste le plus longtemps possible.

—

Potion contre la phthisie au deuxième et troisième degré.

Le professeur Vulpian prescrit souvent dans son service la potion suivante :

Hypophosphite de soude.. 1 gr. 50
Sirop de tolu............ 70 —

Mêlez. A prendre par cuillerée d'heure
en heure, de deux heures en deux heures,
dans une petite tasse de tisane ou de lait.

—

Pilules ou poudre contre l'amaurose.

A Madrid, les médecins font un fréquent usage du médicament suivant :

Fleurs d'arnica pulvérisé....	2 gr. 50
Racine valériane pulvérisée.	de
Gomme ammoniaque.......	chaque.
Tartre stibié...............	0 gr. 05

Divisez en trois doses à prendre dans
les vingt-quatre heures ; on peut les mettre
en trois pilules.

—

Pilules ferrugineuses.

Tartrate ferrico-potassique.	10 gramm.
Extrait mou de quina......	10 —
Gomme en poudre contenant	
1/10e de gomme adragant.	Q. S.

Pour faire 100 pilules non argentées.

M. Pierre Vigier conseille l'addition de
la poudre de gomme adragante pour empêcher les pilules de se fendiller, et sup-

prime d'autre part l'argenture comme
retardant leur désagrégation dans l'estomac.

Le même auteur recommande un produit trop négligé à son avis : le pyrophosphate de fer et de soude, ou bien le
même sel citro-ammoniacal. Ce composé
est le mieux toléré et c'est celui qui occasionne le moins de constipation ; mais
il faut l'employer en pilules et non en
solution.

Voici la formule qu'il conseille :

Pyrophosphate de fer citro-ammoniacal............ 20 grammes.

Poudre de gomme.. 2 —

Poudre de réglisse.) Q. S.
Sirop de gomme...)

Pour 100 pilules non argentées.

En prescrire de 2 à 4 par jour au moment des repas. (*Gaz. hebd.*, 16 mars 1888.)

Pâte de Lister.

Acide phénique............ 20 grammes.
Huile de lin ou d'olives.. 100 —
Craie blanche pulvérisée.. S. Q.

Pour faire une pâte molle.

On étend cette pâte sur une feuille de gutta percha ou sur une feuille d'étain, et on l'applique, soit sur une articulation ouverte, soit sur un abcès profond, soit sur une plaie chirurgicale.

—

Pommade de naphtol (HARDY).

Naphtol...................... 1 partie.
Vaseline..................... 10   —
Éther sulfurique........... S. Q.

Dissolvez le naphtol dans l'éther, ajoutez la vaseline, mêlez, chauffez au bain-marie pour chasser l'éther.

Il arrive souvent que le naphtol n'est pas pur, on le purifie à l'aide du chloroforme qui dissout le corps étranger.

—

Olfactorium de M. Hager.

Ce remède est employé dans le coryza, les affections catarrhales, l'asthme :

Acide phénique............ 5 parties.
Ammoniaque liquide... 6   —
Eau....................... 10   —
Alcool.................... 15   —

Mêlez. On en verse sur du coton et on introduit le tampon bien imbibé dans un flacon de poche à large ouverture. Pour s'en servir, on aspire fortement les odeurs qui s'en dégagent, de façon que l'ammoniaque pénètre largement dans les poumons.

—

Traitement des dartres.
(MALCOM MORRIS.)

Thymol............ 4 grammes.
Chloroforme.....   8   —
Huile d'olives.... 25   —

Onctions et frictions.

—

Liniment contre les douleurs névralgiques.
(GUENEAU DE MUSSY.)

2/ Alcoolat de mélisse......... 4 gr.
Teinture d'aconit............ 2 —
Chloroforme................ 1 —

M. S. A. Pour frictions sur la partie douloureuse.

—

Idem.

(LIÉGEARD.)

℞ Extrait alcoolique de
belladone.......... 0 gr. 60
Extr. alcoolique de jus-
quiame ....! 0 — 80
Extrait alcoolique de
stramoine........... 0 — 90
Lactucarium............ 2 —
Eau de laurier-cerise... 2 —

M. S. A. On étale la mixture sur la région douloureuse et l'on applique par-dessus un cataplasme de farine de lin.

Stanislas MARTIN.

—

Traitement de la blennorrhagie.

M. Diday (de Lyon) a fait récemment à la Charité, dans l'amphithéâtre de M le professeur Hardy, sur les rapports de la blennorrhagie avec les diathèses, une leçon dont nous extrayons quelques parties.

M. Diday décrit, sous le nom de blennorrhagie prolongée, certaines blennorrhagies qui résultent de l'action de l'arthritisme sur cette maladie. Lorsqu'on voit au début d'une blennorrhagie les symptômes inflammatoires peu actifs, on doit se défier au point de vue de la marche de l'affection. Le malade est alors en général très satisfait, mais le médecin doit le prévenir, au contraire, qu'il y a beaucoup de chances pour que son affection soit une blennorrhagie prolongée. Ces malades ont pu cependant déjà être atteints d'une blennorrhagie qui n'a pas dépassé le temps habituel; c'est qu'en ce cas la diathèse arthritique n'était pas encore confirmée. On voit alors la blennorrhagie, arrivée à sa sixième ou huitième semaine, rester dans un état de demi-acuité; le traitement ordinaire n'a aucune action; le copahu n'agit pas, quelquefois même son administration est suivie d'une exacerbation; quant aux injections, elles sont contre-indiquées en raison de l'état subinflammatoire de la maladie; si on les emploie, elles paraissent réussir d'abord, puis provoquent une recrudescence. Ces blennorrhagies peuvent durer ainsi dix-huit mois ou même davantage.

En pareil cas, M Diday conseille d'abord les révulsifs sur les reins, l'emploi de la flanelle et les frictions vigoureuses sur toute la surface du corps. Les bains de vapeur, pris avec persévérance, réussissent aussi quelquefois très bien. M. Diday a vu une blennorrhagie datant de quatorze mois guérie par ce seul moyen. Un autre moyen utile consiste dans l'emploi des bains très chauds, avec cette précaution de diriger le jet d'eau chaude du côté de la sphère génitale. La chaleur joue ici un rôle très important, et M. Diday en a eu la preuve pa l'efficacité d'un moyen très simple et qu'il préconise en cette circonstance, c'est le cataplasme appliqué suivant certaines règles. Pour cela, on fait faire ce cataplasme long et très chaud sur lequel le malade s'assoit. L'extrémité du cataplasme est enroulée autour de la verge et le tout est fixé au moyen d'un caleçon de bain. Par ce procédé, la chaleur se conserve parfaitement bien et certaines blen-

norrhagies sont ainsi considérablement
améliorées. L'utilité de la chaleur en pareille circonstance s'expliquerait par ce
fait qu'il s'agit là de sujets arthritiques et
que la chaleur a son indication chez tous
les rhumatisants. A ces moyens, M. Diday
ajoute le changement de régime et de cli-
mat : il est fréquent, en effet, de voir les
malades atteints de blennorrhagies per-
sistantes depuis de longs mois, être modifiés très favorablement par ce changement, qui est le moyen le plus utile pour
préparer la guérison.

—

Purgatif dans les affections cardiaques.

Dans son *Traité des maladies du cœur*,
M. le professeur Peter conseille l'emploi
du mélange suivant comme dérivatif :

Poudre de scille.....
Poudre de digitale... $\bar{a}\bar{a}$ 0.05 centigr.
Calomel...............

Mêlez et divisez en trois paquets à donner à une heure d'intervalle.

Cette préparation s'adresse à la fois aux
reins par l'intermédiaire de la scille et de

la digitale, au foie par l'intermédiaire du calomel, et au cœur par celui de la digitale ; elle produit ainsi un effet triplement bienfaisant. On en peut renouveler l'emploi à un, deux ou trois jours d'intervalle, suivant les indications.

Glycérolé de sublimé comme préparation antiparasiticide.

(P. VIGIER).

On sait depuis longtemps que la glycérine échappe à l'absorption cutanée, c'est pourquoi M. Vigier a eu l'idée d'incorporer le bichlorure de mercure dans la glycérine, et de substituer cette préparation à la pommade mercurielle, comme remède antiparasiticide. Le mélange se fait dans la proportion de 4 à 5 p. 100 de sublimé.   H. B.

Le Piscidia erythrina (Jamaïca dogwood).

(E. RICKLIN.)

Cette plante appartient à la famille des légumineuses. On trouve dans le commerce l'écorce de racine, utilisée pour les besoins de la droguerie. Le professeur Ott, qui a étudié les propriétés pharmaco-dynamiques de cette écorce, estime qu'elle est appelée à prendre rang parmi les ressources courantes de la matière médicale, en qualité de narcotique. Les préparations de *piscidia* procurent un sommeil artificiel qui offre les mêmes caractères que le sommeil développé par l'ingestion d'une dose convenable de bromure de potassium. M. Ott a expérimenté sur sa propre personne. Après avoir pris la valeur d'une cuillerée à thé d'extrait fluide de racine d'écorce de *piscidia*, il ne tarda pas à s'assoupir et il dormit pendant trois heures. A son réveil, il n'éprouva aucune des incommodités qui surviyent aux effets narcotiques des préparations opiacées. Comme l'atropine, le principe actif du *Piscidia erythrina* produit de la mydriase, mais par un autre mécanisme que l'alcaloïde de la belladone. Car, d'après les recherches d'Ott, l'écorce de racine du piscidia serait douée d'une action excitante très énergique sur les nerfs vaso-moteurs.

L'extrait fluide de piscidia se prescrit à la dose de 2 à 3 grammes. Le recueil auquel nous empruntons les détails précédents mentionne les deux préparations suivantes comme étant d'un emploi commode pour la pratique :

℞ 1° Extrait fluide de piscidia
erythrina............... 20 gr.
Sirop d'écorce d'oranges
amères................. 40 —

M. s. a. Une à deux cuillerées à café *pro dosi.*

℞ 2° Extrait fluide de piscidia
erythrina.............. 20 gr.
Eau distillée........... 40 —
Sirop diacode.......... 40 —

M. s. a. Une à deux cuillerées à bouche à prendre en une seule fois. (*Gaz. méd. de Paris.*)

—

Traitement du coryza.

Au début du coryza, faire prendre une pillule d'un demi-milligramme d'atropine un quart d'heure après l'éternument. Le sulfate d'atropine, on le sait, a la propriété de diminuer les sécrétions de la muqueuse nasale au point de la dessécher ; la dose à administrer de ce médicament doit être fixée par le médecin.

—

Collutoire de la première dentition.

Eau distillée...................... 30 gr.

Glycérine...................... 15 —

Alcool de menthe $\Big\}$ ãã........ 1 —
Borate de soude

Hydrate de chloral .... 0 gr. 50

en frictions sur les gencives.

Stanislas MARTIN.

—

Mixture contre la gravelle.
(GOLDING BIRD.)

Bicarbonate de soude.... 6 grammes.

Acide benzoïque. .... 2 —

Phosphate de soude..... 10 —

Eau bouillante........... 125 —

Faites dissoudre, filtrez, ajoutez :

Eau distillée de cannelle. 200 —

Deux cuillerées trois fois par jour, dans la gravelle urique ancienne.

—

Pastilles contre l'érythème pharyngo-laryngien.

(GUENEAU DE MUSSY.)

Chlorate de potasse............. 10 cent.
Teinture saturée de benjoin... 10 —
Alcoolature d'aconit............. 05 —
Gomme adragant, sucre........ Q. s,
   Pour une pastille.

En prendre huit à dix dans les vingt-quatre heures.

Quand la toux persiste, badigeonner la muqueuse avec :

Glycérine neutre............. 20 gr.
Chlorhydrate de morphine.. 20 centigr.
Borax........................ 2 gr.
   Mêlez.

—

Traitement du panaris par la pommade jaune de mercure et par l'iodure de potassium à l'intérieur.

Le Dr Ludwig-Schaffer emploie contre le panaris le mercure sous forme de pommade jaune (la même qu'on donne dans certaines affections oculaires) ; il donne en même temps l'iodure de potassium à l'intérieur, de 25 à 50 centigr. Les furoncles, les ulcères, les bubons peuvent être traités par l'iodure et le mercure. Ainsi la pommade sera employée pendant deux ou trois jours, l'iodure de potassium donné à l'intérieur avant l'incision diminue la douleur et la tension, en favorisant la résorption de certains produits pathologiques.

Quand on a fait l'incision, on commence le plus tôt possible à enlever les parties dégénérées et mortifiées ; on donne en même temps au malade des bains d'eau chaude additionnés d'un peu de sel marin ou d'eau de potasse. (*Paris médical* et *Wien. med. Presse*, nº 3, 1883.)

—

Traitement de la fièvre typhoïde au début par le jaborandi.

Le Dr A.-L. FOREMAN, de Mitton (Illinois), s'est servi avec succès du jaborandi, sous forme d'extrait fluide, pour combattre la fièvre typhoïde au début. Il le donne à la dose de 80 centigrammes, dans un peu d'eau chaude, jusqu'à la dose maxima de

3 gr. 20 ; soit 80 centigrammes quatre fois. Dans l'intervalle, il donne un peu de café noir pour prévenir les accidents gastriques et il recommande de ne pas donner d'eau froide.

La médication est suivie d'une diaphorèse énergique. Au bout de trois ou quatre heures, il donne 10 à 20 centigrammes de sulfate de quinine, puis de l extrait liquide de jaborandi, d'après la formule suivante :

℞ Extrait fluide de jaborandi..   5 gr.

   —   —   d'aconit...... X g.

Eau distillée. Q. s. pour faire   180 gr.

M. s. a.

Une cuillerée à café toutes les quatre heures, en alternant avec le sulfate de quinine. (*Vade mecum Monthlÿ*, 1882.)

Dʳ Octave GOURGUES.

—

Traitement du catarrhe pulmonaire.

Formules diverses :

(VAN DEN CORPUT.)

℞ 1° Extrait de scille............ 0 gr. 05

   Gomme ammoniaque.... 0 gr. 10

   Chlorhydrate de morphine 5 *millig.*

M. s. a. pour une pilule.

On en donnera de 2 à 4 par jour.

(DUJARDIN BEAUMETZ.)

2° Capsules balsamiques ou de goudron composées de :

℞ Copahu.. .... ⎱
  Goudron. .... ⎰ āā 0 gr. 25

Pour une capsule.

On en donnera de 4 à 8 par jour.

(Noël GUENEAU DE MUSSY).

℞ 3° Goudron purifié........... 1 gr.
  Benjoin de Siam pulvérisé 1 —
  Poudre de Dower....... 0 — 50

F. s. a. 10 pilules roulées dans la magnésie ou dans la craie.

(DUJARDIN-BEAUMETZ).

4° Elixir créosoté :

℞ Créosote de goudron de hêtre. 3 gr.
  Alcool...................... 100 —
  Vin de Bagnols............. 300 —
  Sirop de sucre............. 100 —

M. s. a.

Une à deux cuillerées à bouche, matin et soir, dans un verre d'eau sucrée édulcorée avec du sirop de groseille.

5° Dans le catarrhe pulmonaire fétide, on se trouvera bien de la préparation suivante :

℞ Teinture d'eucalyptus.. 2 grammes.
    — de drosera ros-
        solis........ 2 —
Sirop d'écorces d'or. am. 40 —
    — de bourgeons de
        sapin.......... 60 —

M. s. a.

A prendre dans les vingt-quatre heures, par cuillerées à soupe, dans de la tisane de sauge (salvia officinalis).

Dᴿ Octave GOURGUES.

—

Injections hypodermiques de strychnine contre les névralgies.

Les injections hypodermiques de strychnine ont été préconisées dans, le traitement des névralgies rebelles, par plusieurs médecins anglais très recommandables. Un médecin américain a fait l'essai d'une préparation de strychnine administrée par la voie hypodermique sur un malade qui souffrait depuis plus de quinze ans d'une névralgie sus-orbitaire, qu'aucun médicament n'avait pu amender. Il fit quatre injections, contenant chacune 1 centigramme d'arséniate de strychnine, et il eut des résultats satisfaisants dès la deuxième. Le seul inconvénient observé fut une inflammation locale au niveau des piqûres, ce qui obligea le médecin à les pratiquer dans le dos. Les injections furent continuées trois semaines après la disparition définitive des accès douloureux et le malade quitta le service complètement guéri. (*New-York surg. Society med. Record*, mai 1882.) D* O. Gourgues.

Traitement des bouchons cérumineux.
(Baratoux.)

Lorsqu'un bouchon cérumineux remplit le conduit auditif interne, il faut le ramollir avant d'essayer de l'enlever par les injections. On arrive à ce but : 1° En mettant deux fois par jour une cuillerée d'eau tiède dans l'oreille affectée. On devra la garder au moins un quart d'heure. — 2° En instillant soit de l'huile, soit de

la glycérine tiède comme précédemment.
— 3° En y mettant 15 gouttes tièdes de la
solution suivante :

℞ Bicarbonate de soude.   0 gr. 50
   Eau.................   5 —
   Glycérine...........   5 —

Instillation deux fois par jour, d'un
quart d'heure de durée.

C'est alors qu'on fait l'injection d'eau
tiède avec une seringue de 150 grammes
de capacité.

Il faut avoir soin de tirer en haut et en
arrière le pavillon de l'oreille, et de placer la canule le long de la paroi supé-
rieure du conduit. (*Rev. de thérap.*)

Le vin hydragogue.

M. Audhoui recommande la formule
suivante :

Poudre de jalap...............   20 gr.
Squames de scille........... ⎫
Poudre de sem. de colchique.. ⎭ āā 10 —
Ecorces d'or. amères jaunes..   20 —
Sucre........................   200 —
Vin blanc....................   1000 —
Alcool à 60°.................   60 —

Mettez les poudres, les squames et le vin dans un pot. Faites macérer pendant huit jours, en agitant de temps en temps. Le sixième jour de la macération, introduisez dans le pot les écorces d'oranges et le sucre. La macération terminée, décantez, filtrez au papier et ajoutez l'alcool.

En ajoutant l'alcool seulement à la fin de l'opération, on fixe les produits résineux dissous dans le vin et il n'y a pas de dépôt.

En préparant ce vin à la manière ordinaire, c'est-à-dire en laissant en contact, pendant vingt-quatre heures, l'alcool avec le jalap, etc., il se précipite peu à peu beaucoup de résine sous la forme d'une matière blanche granuleuse, et le vin en est trop chargé.

M. Audhoui donne ce vin soit comme *purgatif* ordinaire, soit comme purgatif et diurétique dans les *hydropisies*.

Il le fait prendre par verres à madère ou à bordeaux. On commence par un verre et l'on en augmente la dose quotidienne de un ou plusieurs verres, jusqu'à ce que se produise l'effet désiré.

Dans les hydropisies où les vaisseaux veineux et lymphatiques ne sont point totalement oblitérés et où la résorption peut encore s'effectuer, — si les reins sont capables d'excréter encore, — on voit au bout de peu de jours l'épanchement diminuer en proportion de la quantité des humeurs évacuées par les reins et l'intestin et finalement disparaître dans les cas simples.

Traitement du diabète par la liqueur arsenico-bromurée.

Le Dr Pekai, assistant à la clinique du professeur Karanyi, à Buda-Pesth, a fait une série de recherches sur ce sujet. Déjà l'année dernière le Dr Clément, de Francfort-sur-Mein, en avait publié quelques cures. Le résultat a été très satisfaisant. Un jeune homme, si faible qu'il pouvait à peine monter les escaliers, fut pris, trois mois plus tard, comme soldat. Du 15 février au 9 mai, son poids s'éleva de

48 kilog. 5, à 56 kilog. 6. La glycosurie, qui, le premier jour, était à 5 0/0, disparut. Alors on cessa le médicament et on mit le malade au pain de gluten. Au début, on donnait 3 gouttes du médicament dans 30 grammes d'eau, de manière qu'il prît la portion en 3 fois. Tous les trois jours on augmentait d'une goutte, de manière à arriver à 10. Avant d'avoir recours à la médication bromo-arsenicale, on avait mis le malade au régime animal ; le sucre avait diminué ; cependant, au bout de dix-sept jours, on en avait encore 113 gr. 52 en vingt-quatre heures. Après qu'on eut combiné la médication en question au régime animal, il fallut seulement onze jours pour qu'il disparût à peu près complètement.

Dans un autre cas, les résultats, sans être aussi brillants, furent encore très satisfaisants.

Pour la préparation du médicament, on emploie le procédé donné par Hayer dans son Handb. de Pharmacie. Mettre dans une éprouvette :

Acide arsénique........   ⟩   āā 10 centigr.
Carbonate de potasse.. ⟩

Ajouter 5 gouttes d'eau distillée et chauffer de manière à obtenir une liqueur limpide ; puis ajouter d'eau distillée suffisante pour avoir un poids de 10 grammes. Ajouter 20 centigrammes de brome et laisser reposer pendant vingt-quatre heures. (*Paris médical* et *Allg. Central Zeitung*, 1883, p. 87.)

—

Moyen de faire reparaître la sécrétion lactée (LABBÉ).

Si la sécrétion lactée tarde à s'établir chez la femme qui vient d'accoucher, ou quand cette sécrétion s'est tarie par suite d'une impression morale, pour la rappeler, on a divers moyens : poser sur les mamelles des cataplasmes de feuilles de ricin, les laisser jusqu'à ce qu'elles aient perdu leur humidité ; on peut faire des fomentations à plusieurs reprises avec une décoction aqueuse des mêmes feuilles.

La succion du mamelon constitue le moyen galactogogue par excellence ; enfin, l'électrisation peut être faite avec succès deux ou trois fois par jour.

—

Une nouvelle préparation pour pansements.

(FISCHER.)

M. Fischer, de Trieste, propose l'em ploi de la cellulose comme très avantageux pour le pansement des plaies. Avant de l'appliquer, on imprègne la cellulose d'eau ou d'une solution médicamenteuse ; on la recouvre ensuite d'un enduit imperméable, tel qu'une feuille de gutta-percha. Ce mode de pansement conviendrait surtout pour les plaies dont la cicatrisation est favorisée par la chaleur humide. Les avantages que l'auteur attribue à la cellulose sont :

D'être, à cause de sa parfaite pureté, dépourvue de tout principe septique ;

D'être d'un poids spécifique très faible ;

De n'occasionner ni érythème, ni eczéma au voisinage de la plaie ;

De conserver la chaleur et l'humidité pendant vingt-quatre heures et plus ;

11.

De ne pas adhérer aux plaies couvertes de granulations ;

De s'adapter d'une façon parfaite à la région sur laquelle on l'applique ;

D'être d'un prix de revient moins élevé que les diverses substances utilisées jusqu'à ce jour pour le pansement des plaies. (*Wiener med. Presse*, 1883, n° 16.)

Stanislas MARTIN.

Pilules de goudron composées.

(P. VIGIER.)

Goudron purifié..................... 10 centigr.
Benjoin de Siam .... 10 —
Poudre Dower...................... 10 —

Pour une pilule. En faire prendre trois par jour entre les repas, comme anti-catarrhales.

De quelques emplois de la résorcine.

La résorcine, qu'on a surnommée la quinine des pauvres, devient peu à peu un des médicaments les plus employés. Braun, à sa clinique, l'a prescrite dans plus de trois cents cas de fièvre éphémère infantile où la température atteignait un certain degré, et la résorcine produisait presque invariablement un retour à la température normale, plus rarement un abaissement excessif accompagné le plus souvent de sueurs. Il est rare que ces phénomènes persistent plus de quelques heures, de sorte qu'on peut administrer de nouveau la dose le soir lorsque la température matinale a nécessité une première administration dans la matinée.

La dose usuelle a été portée à 3 grammes, renouvelable quelquefois dans la même journée, sauf apparition des phénomènes nerveux. (*Wien. med. Presse*, I.)

Dans la fièvre palustre, la résorcine s'est montrée un précieux succédané de la quinine, à laquelle elle le cède peu en efficacité. Ugo Bassi a rapporté 17 cas de guérison sur un total de 20 malades. Le médicament n'a pas d'effet préventif. La dose employée a varié de 2 à 3 grammes en vingt-quatre heures, à continuer pendant plusieurs jours. La modicité de son prix assure à la résorcine un avantage incontestable. (*Gaz. med. ital. Prov. Venet.;* 1883.)

Le Dr Skibnewsky a vu, dans deux cas d'érysipèle, la guérison survenir rapidement après l'injection sous-cutanée locale d'une solution au vingtième de résorcine. On fit de 10 à 20 injections à la fois dans la plaque érysipélateuse. Une seule séance suffit pour chacun des deux malades ; ces injections furent suivies, en moins de deux heures, non seulement de la disparition de la fièvre, mais encore d'un abaissement anormal de température. (*Medizinkoje Obosrenije,* déc. 1882.)

Dans les cas d'affections parasitaires de la peau, l'usage de la résorcine a été couronné de remarquables succès. Le Dr Justus Andeer a rapporté récemment un cas de pustule maligne déjà très étendue, avec aréole érysipélateuse ayant envahi une grande partie du membre supérieur et provoquant des symptômes d'infection générale ; la guérison fut obtenue en quelques jours par l'application d'une couche épaisse de vaseline résorcinée à

50 p. 100 sur le membre malade, qui fut ensuite enveloppé d'une gaze et d'un bandage. Dès le lendemain, la douleur et la tension diminuaient, la surface malade prenait un bon aspect et bientôt l'éruption érysipélato-vésiculeuse disparaissait avec l'épiderme. L'auteur n'approuve point l'usage des injections sous-cutanées de résorcine et préconise l'emploi en pommade.

La résorcine ne produit localement aucune irritation des téguments et ne provoque point d'hémoglobinurie comme le naphtol, ni des symptômes d'empoisonnement comme l'acide phénique, l'acide pyrogallique, etc. (*Justus Andeer Aerztlich. Med. Blatt*, 1883, et *Deutsch. Med. Zeit.*, n° 11, et *Union médicale*, 19 juillet 1880.)

Formules diverses contre la diphthérie du larynx.

Dr J.-R. PAGE.

Cet auteur appelle l'attention sur les excellents résultats que l'on peut obtenir par l'application topique du jus de limon

pour détacher les fausses membranes qui
se forment à l'arrière-gorge et sur les
amygdales, dans le croup. Le professeur
affirme que cet agent, entre ses mains,
s'est montré le plus efficace de tous pour
obtenir le résultat cherché. Il applique le
jus de citron sur la partie malade, toutes
les deux ou trois heures, au moyen d'un
pinceau de poil de chameau.

Dʳ HARRIES.

Le Dʳ Harries considère la diphthérie
comme un effet local dû à une inoculation
et non à une infection générale de l'or-
ganisme. Les exsudats fibrineux et les
fausses membranes disparaissent rapidement par le traitement local et les symptômes généraux s'amendent. Il a obtenu
par ce traitement des résultats si favo-
rables qu'il le considère comme un véritable spécifique. Il prépare la solution
suivante :

Acide borique......   6 gr.
Glycérine.......... ⎫
Eau................ ⎭ āā 15 —

pour larges applications au gosier, d'abord

chaque heure, en diminuant les applications à mesure que disparaissent les produits morbides et que les phénomènes
généraux s'amendent. Une fois la gorge
nettoyée, il faut encore continuer les lotions pendant quelques jours. La solution
peut être avalée par le petit malade sans
inconvénient. L'auteur a employé plus de
30 grammes en vingt-quatre heures, un
grand nombre de fois sur des enfants,
sans observer d'effets toxiques.

Dr KAULICH.

Le Dr Kaulich, se fondant sur les études
de Koch, relatives à l'action du sublimé
sur les bactéries, administre cette substance *intus* et *extra*. Il emploie comme
topique contre les fausses membranes la
solution suivante :

Sublimé corrosif, 1 partie, pour eau
1,000 parties (solution au 1,000me). Chez
les enfants sur lesquels la trachéotomie a
été appliquée, on fait des lavages de la
trachée avec la même solution, en y ajoutant même des inhalations d'une solution
plus forte de

Sublimé corrosif....   0,005 milligr.
Dans eau............   1.000 grammes.

Le Dr Kaulich prescrit encore aux enfants de 1 à 2 centigrammes de sublimé dans de l'eau albumineuse, légèrement alcoolisée.

Acide lactique concentré.   12 à 15 cent.
Eau distillée............   30 grammes.

Pour une pulvérisation toutes les trois ou quatre heures.

Contre l'engorgement des ganglions du cou, il emploie le liniment suivant :

Essence de térébenthine.... ⎫
Chloroforme................ ⎬ āā   15 gr.
Huile commune..............   100 —

Dr ATKINSON.

Le Dr Atkinson emploie l'acide borique dans la diphthérie, comme un antiseptique à la fois puissant et non irritant.

Sa formule est la suivante :

Acide borique.... de 1 gr. à   1 gr. 50
Glycérine......................   30 gr.
Infusion de roses..........   200 —

S'emploie en gargarismes ou en applications avec un pinceau plusieurs fois par jour. L'auteur ne reconnaît pas tant d'avantages à la teinture d'iode qu'à l'acide borique. Le traitement interne consiste en fer, jus de viande, lait, tisane d'orge, vin généreux, en quantités strictement proportionnées aux exigences du cas.

Dr WARREN.

Glycérine................	70 grammes.
Thymol. .... de 0 gr. 3 à	0.5 centigr.
Chlorate de potasse......	10 grammes.
Bisulfate de quinine, de 2 à	4 —
Cognac.	250 —

Pour administrer à des enfants de 2 à 5 ans : une cuillerée à dessert toutes les deux heures. La dose peut être élevée à la dose d'une cuillerée à soupe toutes les deux heures pour les enfants plus âgés. Il vaut mieux donner la mixture sans addition d'eau.

Dr CASTRUCCI.

1° Application topique deux fois le jour d'une solution de nitrate d'argent au 20e;

2° Sulfure de mercure, de 1 à 3 centigrammes, à prendre dans la journée;

3° Soutenir les forces du malade avec une bonne alimentation.

Dr BOUCHUT.

Bromure de potassium.....   1 gr.
Julep gommeux...........   120 —
A prendre dans la journée.

Dr KORN.

Hydrate de chloral.   15 à 20 gr.
Glycérine.........   100 —
Application sur les parties affectées.

Drs HOSLOP et HOUGHTON.

Teinture de sesquichlo-
   rure de fer............ - 12 grammes.
Mucilage de gomme.. ... 100   —
Alcool de menthe....... 2 à 10   —
A prendre dans la journée.

Dr GALIANI.

Permanganate de potasse.....   1 gr.
Eau......................   200 —
Pour pulvérisations.

Dr N. COLOPINTO.

Acide phénique...   1 gramme.
Eau...........   10   —
En applications locales.

Dᵣ RADEMACHER.

Teinture d'acétate de cuivre. ...	4 gr.
Eau de noix vomique..........	4 —
Gomme arabique:...........	2 —
Eau distillée.	90 —

Une cuillerée à café d'heure en heure.

Dᵣ AULEURSETH.

Sulfure de potasse:.....	0.25 centigr.
Eau;...............	90 grammes.
Sirop simple..........	30	—

Une cuillerée d'heure en heure.

Dᵣ WALKER.

Sirop simple...........	100 gr.
Alcoolature d'eucalyptus.	10 —

Une cuillerée à café toutes les deux heures.

Dᵣ HAMS.

Acide borique.......	7 grammes.
Glycérine...........
Eau...............	$\overline{aa}$ 15 —

Applications locales.

Dᵣ J.-J. CASSIDY.

Iodure de potassium...	1 gr. 20
Teinture d'asa fœtida.	6 —
— de polygala...	12 —

Sirop de mûres.

Une petite cuillerée toutes les deux heures.

Dr REDENBACHER.

Bromure de potassium.....   4 gr.
Brome. ....   30 cent.
Sirop simple...............   30 gr.
Décoction de guimauve....   120 —

Pour les enfants de moins d'un an, la quantité de brome doit être réduite à 10 centigrammes.

Dr GUTTMANN.

Pour les enfants :
Chlorhydrate de pilocarpine.   2 centig.
Pepsine.....................   6 —
Acide chlorhydrique........   II gouttes
Eau distillée................   80 gr.

Une petite cuillerée d'heure en heure.
Pour les adultes :
Chlorhydrate de pilocarpine.   3 centig.
Pepsine.....................   2 gr.
Acide chlorhydrique........   II gouttes
Eau distillée...............   80 gr.

La même dose.

Dʳ KORACH.

Iodoforme........ 1 gramme.
Ether sulfurique.. 25 —
Baume de Tolu... 5 —
Pour applications topiques.

Dʳ LETZERRICH.

Benzoate de soude....... 5 grammes.
Eau distillée........ }
Eau de menthe..... } ãã 40 —
Sirop d'oranges......... 10 —
Une cuillerée à dessert, d'heure en heure.

Dʳ FONTHAIN.

Acide salicylique...... 2 gr.
Alcool............... Q.S.
Eau................ 200 —

Dʳ GRACCHI.

Sulfate de soude... }
Sirop diacode...... } ãã 50 grammes.
Eau .... 500 —
En lavements.

Dʳ INDIAN.

Cet auteur conseille le copahu et cubèbe, en forme de sirop.

Traitement de la polyurie chez les syphilitiques (MONIN).

1° Le traitement spécifique ;

2° Avant chaque repas, 30 gouttes de la mixture suivante dans un peu de vin :

Teinture de gayac...... }
—   de valériane... } āā 15 gr.
—   de jusquiame...   1 —

Mêlez.

——

Pilules antinévralgiques (LAENNEC).

Valérianate de quinine............ 0 gr. 05
Lactate de fer.................... 0   5
Iodoforme, ... 0   05

Mêlez.

——

Aménorrhée chez les morphiomanes. (CHÉRON).

1° Prendre tous les jours une douche froide en jet brisé, de quinze secondes de durée, s'adressant surtout à la partie inférieure du tronc et aux membres inférieurs ; préserver la tête, marcher avant, marcher après ;

2° Prendre toutes les heures du jour une des pilules suivantes :

Extrait de belladone..... 0 gr. 40
Sulfate de quinine........ 0   60

En 40 pilules.

Maximum, 10 dans la journée ; minimum, 5.

Laisser deux heures d'intervalle après chaque repas.

3° Après un mois de traitement, pratiquer le cathétérisme de l'isthme utérin, à l'aide d'une algalie, au moment présumé de l'époque des règles.

—

Gaze antiseptique (REBER, pharmacien).
Colophane pulvé-
risée............... 400 (à Génève 200)
Stéarine,.......... 100
Esprit de vin à 94
  pour 100......... 2.000
Acide phén. cristal-
lisé pur......... 150

On mélange d'abord l'alcool avec la colophane, **qu'on fait fondre en même temps**
que la stéarine, puis on agite ; on filtre
le tout et on y verse en dernier lieu
l'acide phénique, maintenu à l'état liquide ; on trempe dans cette solution la
gaze, de manière à ce qu'elle soit imbibée ; on l'expose à l'air et on la renferme
dans un vase en fer blanc.

—

Potion contre la dyspepsie flatulente
(AUDHOUI).

Eau commune................ 100 gr.
Eau distillée de menthe. .   30 —
Sirop de sucre..............   20 —
Acide sulfurique dilué.. . XII gouttes.

—

Traitement du cancer.

M. Bougard pense que l'opération convient rarement au cancer, parce qu'elle
est presque toujours suivie de récidive.

La pâte caustique de M. Bougard est
ainsi composée :

Farine de froment.......
Amidon................... } āā 60 gr.
Arsenic.................. 1 —
Cinabre.................. 5 —
Sel ammoniac............. 5 —
Sublimé corrosif......... 0 — 50
Solution de chlorure de
zinc à 50................ 0 — 50

Faites selon l'art, une pâte homogène, de façon qu'il ne s'y forme pas de grumeaux ; on la conserve dans un pot bien fermé.

Une nouvelle substance employée en thérapeutique, « l'Hazeline ».

On emploie beaucoup en Angleterre et en Amérique une nouvelle substance qui nous paraît réunir de grands avantages dans la thérapeutique d'un grand nombre d'affections, tant internes qu'externes.

L'*Hazeline*, c'est le nom qui lui a été donné, est le produit de la distillation de l'écorce fraîche de l'Hamamelis virginica de Linné. Cet arbrisseau a les feuilles semblables à celles du noisetier en au-

tomne; il donne une fleur jaune, fasci-
culée, à quatre pétales tortillées; il est
très répandu dans l'Amérique boréale, le
Japon, la Chine, l'Indoustan, l'île de Ma-
dagascar et l'Afrique australe. Les graines
de l'*Hamamelis Virginica* sont remplies
d'une matière huileuse et amylacée qui
peut servir de nourriture. Cette plante,
d'après le dire des explorateurs qui ont
parcouru les contrées où elle pousse, est
l'objet de la vénération des indigènes.

L'*Hazeline* est le produit le plus concentré et le plus efficace de l'Hamamelis,
c'est un liquide incolore, possédant une
odeur légèrement piquante, son goût est
agréablement astringent.

Dans tous les cas d'irritation des muqueuses, on en a obtenu un effet des plus
satisfaisants. Elle agit comme hémostatique et comme décongestif, et convient
particulièrement dans les cas de congestion utérine et ovarienne. Elle présente
sur les antihémorrhagiques, le grand
avantage de ne pas salir comme le perchlorure de fer, ou empâter, comme le

baume du Commandeur ou autres résineux. En raison de ses propriétés astringentes et rafraîchissantes, elle a été employée avec succès dans les cas d'inflammation des paupières ou de la conjonc-
tive.

Elle produit un soulagement immédiat
lorsqu'on l'applique en compresses sur
les piqûres d'insectes, Elle a donné d'excellents résultats, employée comme pansement antiseptique sur les plaies de
mauvaise nature.

Dans les cas de diarrhées avec présence de sang dans les selles, on a obtenu bien des cas de guérison, en faisant
prendre au malade, trois ou quatre fois
par jour, 30 gouttes d'Hazeline dans un
peu d'eau.

Il n'était pas inutile, on le voit, par
l'aperçu de ces propriétés remarquables,
de signaler ce médicament à l'attention
des praticiens, auprès desquels cela n'est
pas douteux ; il aura le même succès que
celui qu'il a obtenu chez nos voisins
d'outre-mer.

Suppositoires pour la vaginite.

M. le Dr Sloan propose les suppositoires dont voici la formule dans la pratique gynécologique :

Huile d'eucalyptus....   12 gr.
Cire blanche. .,.......)
                        } $\overline{aa}$ 9) —
Beurre de cacao. ... .. }

Pour douze suppositoires vaginaux.

—

Emploi de la trinitrine dans l'angine de poitrine.

M. Henri Huchard, médecin de l'hôpital Tenon, propose la trinitrine au début de l'angine de poitrine, pour remplacer les inhalations amyliques, préconisées au début des accès, La trinitrine sera toujours prescrite à la dose de 3 gouttes, qu'on pourra porter par la suite à 5 ou 6 gouttes. Comme le médicament est fugace, on pourra répéter deux ou trois fois les inhalations; ce médicament doit toujours être nouvellement préparé et renfermé dans un flacon hermétiquement bouché.

Traitement des verrues par le citron.

On fait macérer pendant une huitaine de jours des zestes de citron dans du vinaigre de bonne qualité, en ayant soin de changer trois ou quatre fois le liquide pendant ces huit jours. On applique sur la verrue un morceau de ces zestes macérés ; on renouvelle le pansement aussitôt qu'il est sec, environ toutes les neuf heures, et cela quatre à cinq fois de suite, la verrue se trouve alors complètement énucléée, on n'a même pas la peine de l'arracher; un pansement ordinaire suffit.

Poudre à priser dans le coryza aigu.

M. Beverley-Robinson, de New-York, conseille le mélange suivant :

Sulfate de morphine............	0 gr. 06
Sous-nitrate de bismuth......	12 —
Gomme arabique pulvérisée..	4 —

Pommade pour les lèvres.

Vaseline colorée........ 100 grammes.
Cire blanche..,.......... 50 —
Carmin................ 50 centigr.
Essence de rose........ 50 —

Faites fondre la cire dans la vaseline, ajoutez le carmin délayé à part et l'essence.

—

Traitement du chancre simple et virulent,

M. Langlebert, dans une conférence, s'étend longuement sur le traitement du chancre simple et virulent dans les maladies vénériennes. Il dit que le virus se présente sous deux formes élémentaires, l'une le *chancre simple*, ulcération toute locale, qui n'est jamais suivie d'accidents généraux, l'autre le chancre *infectant*, qui est le point de départ d'une maladie constitutionnelle redoutable, qu'on appelle la syphilis, la vérole..Ces deux chancres reconnaissent la même cause. Si, dans le chancre, on constate une érosion, une déchirure, on doit cautériser avec le nitrate d'argent. Si le chancre est infectant, s'il est cartilagineux, élastique, légèrement creusé en godet, suppurant peu, accompagné de sa pléiade, ou s'il est le chancre à bords taillés à pic, à surface grisâtre, suppurant beaucoup, dans ce cas, l'emploi comme caustique de l'acide azotique monohydraté est tout indiqué.

—

Liqueur de Fowler.

Cette liqueur est si souvent prescrite que nous croyons devoir indiquer ici son mode de conservation, proposé par le *Journal de pharmacie d'Alsace-Lorraine* :

Acide arsénieux.............. 1 gr.
Carbonate de potasse...... 1 —
Eau distillée................ 1 —

Portez à l'ébullition jusqu'à dissolution ; d'un autre côté, mélangez :

Alcoolat de mélisse..... 15 gr.
Avec eau distillée...... 40 —

Filtrez au papier, de manière à avoir un total liquide de 100 grammes.

Traitement de la phthisie, etc., par les hypophosphites. (CHURCHILL.)

On prescrit :

L'HYPOPHOSPHITE de SOUDE ou celui de CHAUX, sous forme de SIROP au 100e, à la dose de deux ou trois cuillerées à bouche par jour dans la PHTHISIE ;

L'HYPOPHOSPHITE de QUININE, sous forme de PILULES (à 0,05 centigr.), à la dose de 3 ou 4 par jour, comme TONIQUE ou FÉBRIFUGE ;

L'HYPOPHOSPHITE de FER, sous forme de SIROP au 200e, à la dose de 2 à 3 cuillerées à bouche par jour contre la CHLOROSE. l'ANÉMIE, etc. ;

L'HYPOPHOSPHITE de MANGANÈSE sous forme de SIROP au 100e, de VIN au 100e, à la dose de 3 ou 4 cuillerées à bouche par jour, dans les cas de CHLOROSE ou ANÉMIE où le fer n'est pas supporté. On prescrit également l'HYPOPHOSPHITE de MANGANÈSE sous forme de pilules à 0,05 centigr. (2,3, ou 4 par jour) ;

L'HYPOPHOSPHITE d'AMMONIAQUE, SOUS

forme de TABLETTES contre la TOUX, à la dose de 6 ou 8 par jour.

—

Voies urinaires. (MALLEZ.) — Sirop balsamo-diurétique à l'extrait de buchu.

Ce sirop est fait avec les trois sortes de BUCHU (DIOSMA BETULINA, D. SERRATIFOLIA, D. CRENULATA). Les feuilles sont traitées par l'eau, l'alcool et l'éther, de manière à obtenir tous les principes actifs que l'on réunit ensuite à un sirop à froid. Cette préparation, très employée par le Dr Mallez, fait l'objet d'une brochure par le Dr Jardin (*Action des balsamiques*).

—

Benzoate de Lithine. (F. TRÉHYOU.)
$$LiO, C^{14}H^5O^3, 2HO.$$

Il se prépare en faisant dissoudre l'acide benzoïque dans l'eau bouillante. On ajoute peu à peu le carbonate de Lithine. La solution se fait avec effervescence. Par évaporation lente au bain-marie, on obtient de beaux cristaux prismatiques très aplatis qui s'effleurissent rapidement au contact de l'air.

Ce sel est très soluble dans l'eau.

Très employé et avec succès dans la goutte, les gravelles urique et phosphatique, dans les coliques néphrétiques et hépathiques. On dit qu'il rend de grands services dans le diabète, l'albuminurie et l'ictère.

Dose de 50 centigrammes à 3 grammes par jour.

Lotion au soufre et au camphre
(P. VIGIER).

Dans les affections cutanées, les médecins prescrivent souvent un mélange de soufre, de camphre et d'eau, qu'on applique sur la peau à l'aide d'un pinceau. Comme cette lotion se sépare toujours, notre confrère propose la formule suivante :

Eau de roses............ 250 gr.
Alcool camphré.......... 30 —
Soufre précipité......... 20 —
Gomme en poudre......... 8 —
Mêlez selon l'art.

Recherche du brome et de l'iode dans les urines.

Traiter l'urine suspecte, après l'avoir légèrement acidifiée, par le sulfure de carbone et l'hypochlorite de chaux.

Par agitation, on obtient une coloration jaune orangé suffisamment intense pour déceler le brome.

Pour reconnaître un mélange, même très minime, d'*iode* et de *brome*, le même réactif donne d'excellents résultats. En ajoutant l'hypochlorite de chaux par petites proportions, on obtient d'abord la coloration violette caractéristique de l'iode. Une quantité plus considérable de réactif décolore l'iode, et le brome apparaît avec la coloration jaune orangé qui le distingue (Procédé Bareau. — *Union pharm.*, 1881).

Acide borique dans la vaginite.
(Chéron.)

Glycérine neutre.......... 120 gr.
Acide borique............. 80 —
Dissolvez à chaud l'acide borique.

Trois à quatre cuillerées à bouche de ce mélange par litre d'eau pour faire des irrigations bi-quotidiennes, ou avec un tampon de ouate laissé dans le vagin.

Stanislas MARTIN.

Suppositoires vaginaux (Dr TRIPIER).

Dans les cas où il y a difficulté d'agir sur l'utérus et même sur la muqueuse vaginale chez certaines femmes dont l'orifice est trop étroit, M. Tripier a eu l'idée de composer le mélange suivant :

Argile plastique des sculpteurs. 500 gr.
Eau............................... 50 —
Iodure de potassium........... 30 —
Glycérine....................... 100 —

Pour faire un mélange homogène.

Chaque jour ou tous les deux jours, la malade en prend la quantité voulue pour faire, au moment de l'usage, une boulette du volume et de la forme d'une grosse olive du poids environ de cinq grammes ; on l'introduit dans le vagin aussi avant que possible et l'on n'a plus à s'en occuper ; avec le temps, il est peu à peu enlevé par les soins qu'on prend pour sa toilette.

Chaque boulette doit contenir deux décigrammes d'iodure.

—

Emploi du sublimé corrosif dans le sycosis parasitaire (Dr CATOIS).

Eau distillée......... 120 gr.

Sublimé............ 1 —

On verse une cuillerée à café de cette solution dans un demi-verre d'eau froide et on lotionne la partie enflammée.

Si l'affection continue sa marche, il faudra recourir *à l'épilation* complète avec application, après chaque séance, de la pommade suivante :

Turbith............... 1 gr.

Axonge............... 30 —

Mêlez.

—

De la vératrine pour combattre le tremblement (FERIS, de Brest).

Les tremblements dépendant souvent de l'alcoolisme, des affections nerveuses, ou encore consécutifs aux pyrexies, disparaissent sous l'influence de la vératrine donnée à la dose de 2 milligrammes par jour en pilules.

Cette action est presque instantanée et se manifeste déjà dès les premières doses.

L'influence du médicament, lorsqu'il a été prescrit pendant un temps suffisant, se continue très longtemps après la cessation.

M. Féris a pu constater cette puissance pendant près de deux mois, et il est probable qu'elle se prolonge encore.

Le traitement doit durer au moins une dizaine de jours pour déterminer un effet durable.

Traitement de l'acné érythémateuse de la face.

1° Formule de Grellety :

℞ Fleur d'amidon........... 30 gr.

    Sous-nitrate de bismuth.. 2 —

    Oxyde blanc de zinc...... 2 —

    Soufre sublimé........... 2 —

M. s. a.

Laver chaque soir la figure (avant de se

mettre au lit) avec une petite éponge imbibée de savon liquide de glycérine ; lotionner ensuite à grande eau avec de l'eau très chaude ; puis, passer, quand la peau sera bien esuyée, un peu de cold-cream frais. Après quoi, on poudrera du mélange précédent.

2° Formule de Bonnet :

℞ Calomel...... ⎫
  Soufre sublimé. ⎬ āā 5 grammes.
Eau distillée de
  laurier-cerise.   5   —
Axonge........   40   —

M. s. a.

Onctions douces le soir, puis laver à l'eau savonneuse et poudrer d'amidon.

—

Traitement de l'entérite nerveuse et accidentelle.

Quand par suite de l'action du froid, d'émotions violentes, d'insomnies, d'excès vénériens ou de différentes causes déterminant une action réflexe sur le tube digestif, on se trouve en présence de coliques douloureuses, siégeant à l'épigastre, accompagnées d'un grand malaise et d'une diarrhée plus ou moins abondante, on retirera un grand avantage de la prescription suivante :

℞ Teinture d'opium....... X gouttes.
Eau de fleurs d'oranger.. 20 gr.
Vieux rhum.........⎱
Sirop simple........⎰ āā 40 —
M. s. a.

à mêler dans un grand verre d'eau de Saint-Galmier ou de Condillac et à avaler rapidement.

Préparation très agréable et d'un effet rapide.

Dr Octave GOURGUES.

—

De la nutrition forcée chez les phthisiques et les hystériques.

MM. Dujardin-Beaumetz et Debove ayant obtenu de très bons résultats de l'alimentation forcée, MM. Fort et Torres Homen en firent aussi l'application chz une malade affectée d'hystérie ayent donné lieu à des symptômes de phthisie.

L'état général de la malade ne s'étant

pas amélioré, la toux ayant diminué de
fréquence, les attaques hystériques étant
plus rares, les forces ne paraissant faire
aucun progrès. M. Fort crut devoir injecter tous les jours, à trois heures de l'après-
midi, du mélange suivant :

Pulpe de viande crue.............	200 gr.
Purée de lentilles.............	100 —
Sucre.....................	100 —
OEufs frais crus.............	n° 6
Lait.....................	1.200 —
Extrait de quinquina........	1 —

De temps en temps, il ajoutait un petit
verre de vin de Porto.

Chose à noter, la malade conservait
parfaitement les aliments injectés; mais
tout ce qu'elle prenait d'une autre façon,
lait, café, médicaments, était immédiatement rejeté.

Stanislas MARTIN.

Les piqûres de moustiques.

La décoction de quassia amara, appliquée sur la partie attaquée par les moustiques, constitue un excellent remède. Sur

les parties du corps les plus exposées aux piqûres, elle est aussi un préservatif contre les attaques de ces insectes désagréables.

—

Préparations contre la chute des cheveux.
Alopécie non syphilitique.

1° *Formule de Locock.*

℞ Ammoniaque liquide........ 3 gr. 54
　Essence d'amandes amères.. 3　　54
　Esprit de romarin......... 28　　33
　Essence de macis........... 0　　88
　Eau de roses............... 73　　»

M. s. a.

Cette lotion aurait donné de bons résultats à son auteur.

2° *Formule française* (GONDARD).

℞ Huile de ricin...... }
　Alcool à 90°........ } āā 50 gr.
　Essence de romarin
　　ou de bergamote.. qq. gouttes.

M. s. a.

Onctions sur le cuir chevelu, à l'aide d'une petite brosse. Lavages fréquents à l'eau savonneuse tiède.

Pommade d'Helmerich (formule nouvelle).

Soufre porphyrisé. . . . .   10 grammes.

Carbonate de potasse.   5   —

Eau distillée.   5   —

Vaseline.   40   —

Dissolvez à chaud le sel dans l'eau, ajoutez le soufre et la vaseline, versez le tout dans un mortier légèrement chauffé, remuer jusqu'à parfait refroidissement.

—

Traitement de l'adénite chronique
(Noël GUENEAU DE MUSSY).

1° Axonge. . . . .   30 gr.

Chlorhydrate d'ammo-

niaque. . . . .   5 —

Camphre. . . . .   2 —

M. s. a.

Applications soir et matin.

2° Autre pommade :

℞ Iodure de potassium. . . . .   1 gr.

Eau distillée. . . . .   5 —

Extrait de ciguë. . . . .   2 —

Axonge ou vaseline. . . . . .   30 —

M. s. a.

3° Autre formule (BIETT).

℞ Protochlorure de mercure.. ⎫ āā 3 gr.
   Acétate de plomb. .... ⎬
   Axonge purifiée............   .20 —
   Camphre.................   5 déc.
M. s. a.

Dʳ Octave Gourgues. -

—

Pommade contre l'eczéma (Unna).
Glycérine................. .10 à 15 gr.
Sous-acétate de plomb.... 10 gr.
Bol d'Arménie pulvérisé. . 30 à 40 gr.
  Mêlez, et faites une pommade avec laquelle on pratique des onctions.

—

Essence de santal, un moyen de l'administrer (Stanislas Martin).
Essence de santal......... 10 gouttes.
Réglisse en poudre......... 25 centigr.
  Mêlez pour un cachet dit Limousin.
  Les cachets sont mis dans un flacon en verre fermé avec un liège; ils ne subissent aucune perte, l'azime est rarement taché.

—

Pied d'alouette (*pediculi*).
L'emploi de l'onguent mercuriel simple

ou d'une dissolution de sublimé corrosif dans de l'eau pour se débarrasser du *pediculi pubis* n'est pas toujours du goût de tous ceux qui en sont devenus possesseurs.

M. Benvenuti propose un autre moyen, c'est d'employer l'infusion suivante :

Fleurs de pied d'alouette..   3 parties.
Vinaigre. 100   —

Deux lavages suffisent pour se débarrasser du parasite et de ses œufs.

Ce médecin attribue aussi à cette fleur une action anesthésique très marquée, pour panser les bubons ulcérés ; en huit jours, il obtient une guérison complète avec la préparation suivante :

Eau commune.......... 100 grammes.
Fleurs sèches de delphi-
nium................ 3   —

On fait macérer pendant trente-six heures, on passe, le liquide est inodore et très coloré.

—

Potion à l'extrait de quinquina.

Une observation faite par MM. Gaté et

12.

Fadeuilhe peut intéresser les médecins. Ces messieurs ont constaté qu'on ne doit pas filtrer une potion dans laquelle il entre de l'extrait de quinquina. M. Fadeuilhe conseille de dissoudre cet extrait dans une certaine quantité d'alcool avant de le mêler au véhicule; M. Gaté préfère l'emploi de la glycérine. Voici son mode d'opérer :

Eau distillée,................ 3 parties.
Glycérine pure à 30°........... 1   —
Extrait de quinquina titré.... 1   —

On chauffe l'extrait dans l'eau distillée et la glycérine; ce mélange est ajouté au sirop ou au véhicule prescrit; la dose d'extrait peut varier selon le désir du médecin, c'est au pharmacien à suivre la prescription.

Le mélange ci-dessus peut se conserver sans s'altérer.   (*Note du rédacteur.*)

Lavement au camphre (fièvre typhoïde).

Le camphre est très employé en lavement dans la fièvre typhoïde. On a constaté que le jaune d'œuf employé jusqu'à ce jour pour tenir le camphre en suspension n'est pas suffisant ; il est préférable de lui ajouter une certaine quantité de gomme arabique, dans la proportion suivante :

Camphre pulvérisé......   1 gr.
Gomme arabique pulvé-
risée...............   2 —
Jaune d'œuf...........   Q. S.
Décoction de graine de lin.   250 —
F. s. a.

——

Pommade au sulfate de quinine pour combattre la fièvre chez les enfants du premier âge.

Bisulfate de quinine....   2 gr.
Camphre............   1 —
Axonge...........   20 —

Faites des frictions répétées avec cette pommade au niveau des aines et du creux de l'aisselle.

Note du rédacteur. — Il y a trente ans, cette pommade fut préconisée à Issoudun par M. Rénouard, docteur en médecine.

(S. MARTIN).

—

Procédé pour désodoriser l'iodoforme
(FOURMONT).

Acide phénique...... 1 gr.

Iodoforme........... 10 —

Pulvérisez et mêlez intimement.

Dans ce mélange, l'odeur du phénol se substitue complètement à celle de l'iodoforme; en outre, l'iodoforme ne semble pas altéré par le phénol.

Stanislas MARTIN.

—

Lotions contre la chute des cheveux
(BARIE).

Acide hydrochlorique........ 5 gr.

Alcool................... 150 —

Mêlez. Tous les jours, le soir en se couchant, on pratique une lotion sur le cuir chevelu. Cette lotion semble arrêter la chute des cheveux.

—

Nouveau drastique (BONATTI).

Séné................ 12 gr.

Faire infuser dans 300 grammes d'eau.

Ajoutez :

Hydrate de chloral.   1 gr. 50 à 3 gr.

Sirop simple.......   30 —

Cette mixture a donné des effets pur-gatifs dans des cas où l'administration du jalap et même de l'huile de croton s'est montrée inefficace.

—

Elixir d'angusture (Dragg-Cire).

Angusture vraie......	120 gr.
Fleurs de camomille...	30 —
Graine de cardamone..	10 —
Cannelle.	10 —
Ecorce d'or. amères...	30 —
Raisins.	500 —
Alcool dilué..........	9,500 —

Faites macérer pendant un mois, expri-mez et filtrez.

—

Poudre contre la diarrhée des enfants.
(R. Rovira).

Sous-nitrate de bismuth....	30 centigr.
Poudre de Dower..........	16 —
Sucre de lait..............	3 gr.

Pulvérisez, mêlez et divisez en huit paquets égaux ; un paquet toutes les quatre heures chez des enfants de 2 à 4 ans.

—

Solution pour injections sous-cutanées de bromhydrate de quinine.

Bromhydrate de quinine. ... 1 gramme.

Ether sulfurique,........... 8 —

Alcool rectifié............. 2 —

Chaque centimètre cube de cette solution renferme 10 centigrammes de quinine, à employer surtout dans les cas de névralgies.

L'injection devra être faite de préférence au voisinage d'un point douloureux.

—

Potion à l'extrait de quinquina.

M. Fadeuille, de Toulouse, a raison de ne pas se prononcer sur cette question : Doit-on ou ne doit-on pas filtrer une potion dans laquelle il entre de l'extrait de quinquina ? Nous l'approuvons en conseillant de lui ajouter une certaine quantité d'eau-de-vie ou de rhum. Ce confrère

propose comme exemple le *modus faciendi*
suivant :

Extr. de quinquina gris.   2 gr.   3 gr.
Alcool à 50 cent. (eau-de-
    vie ou rhum)............   20 —   30   —
        (10 fois le poids de l'extrait).
Sirop simple ou d'écorces
    d'oranges amères......   30 gr.   30   —
Eau distillée............   60 —   60   —

Pour une potion de 120 cent. cubes, ou
huit cuillerées à bouche ; on pèse dans la
bouteille le sirop et l'alcool, on lui ajoute
l'extrait qu'on a fait dissoudre à chaud
dans une capsule avec un peu d'eau et
d'alcool ; on ajoute tout le reste de l'eau,
puis on agite.

Cette potion a un aspect agréable, une
saveur vineuse qui plaît ; elle convient
dans la période de collapsus des fièvres
intermittentes, de la fièvre typhoïde, de
la pneumonie.

Purgatif à la résine de jalap.
Résine de jalap......   50 centigr.
Esprit d'anis à 80....   8 gr.

Faites dissoudre, pour une dose.

On use de la résine de scammonée comme de celle du jalap.

Jetez ce mélange dans un verre d'eau sucrée ; le mélange est blanc, trouble, il faut agiter au moment de le boire.

Stanislas MARTIN.

Traitement des ulcères atoniques par le précipité rouge.

(PLETTINCK, de Bruges).

Nous avons eu l'occasion de constater que les ulcères atoniques sont fréquents chez les filles de ferme. Ces personnes se trouvent dans des conditions hygiéniques propres à favoriser ces accidents. Vêtues de jupons courts, le plus souvent les jambes nues, elles vont et viennent entre les instruments de ferme et, sans trop y prendre garde, se font des excoriations, des petites contusions ; le froid, l'humidité, le manque de soins aidant, peu à peu ces

lésions dégénèrent en ulcères atoniques bien conditionnés.

Souvent, après avoir employé inutilement tous les remèdes extérieurs
préconisés contre les ulcères atoniques, un onguent au précipité
rouge nous donne seul d'excellents
résultats. Voici sa composition
moyenne :

Axonge........ 30 grammes.
Précipité rouge. 10 —

Dernièrement, je fus appelé chez
une demoiselle de café, âgée de
17 ans, présentant deux ulcères atoniques *ronds*, sur le côté interne du
tibia de la jambe gauche. « L'ulcère
rond ne reçoit cure, s'il ne prend
autre figure. » C'est là un adage
d'Ambroise Paré : aussi est-il certain que ce sont les ulcères les plus
anciens qui prennent cette forme,
et ils siègent volontiers aux jambes.
Chez la personne en question, les
ulcères dataient de plusieurs mois.
Elle avait eu recours inutilement

aux onguents, aux emplâtres, enfin à tous les remèdes externes usités dans l'ocurrence. Un amendement *complet* de son état général, lui avait-on dit, pouvait seul déterminer la cicatrisation de ses ulcères. Elle était aussi *légèrement* chloro-anémique.

Je prescrivis l'onguent au précipité rouge, à la dose indiquée plus haut. Le pansement, avec un peu de charpie, se fit deux fois par jour.

Vers le quinzième jour de ce traitement, la cicatrisation des ulcères était parfaite.

Dans le premier cas, ce sont des causes d'air extérieur qui font prendre à de simples contusions le caractère d'ulcères confirmés.

Dans le deuxième cas, la solution de continuité s'est établie spontanément, sous l'influence de la chloro-anémie, la position verticale aidant, — puisqu'il s'agit d'une fille de café. — L'état général s'améliore, mais les surfaces ulcérées n'offrent aucune tendance à la guérison. Comme dans le premier cas, celle-ci s'obtient, grâce à l'action excitante (locale) du précipité rouge.

Nous recommandons ce traitement à nos confrères.

—

Succès de la napelline dans la névralgie.

Dans une lettre au *Bulletin général de thérapeutique*, M. le Dr Grognot, de Milly, raconte le succès qu'il a obtenu de l'emploi de la napelline dans un cas de névralgie qui avait résisté à l'aconitine cristallisée donnée avec persévérance. Il a prescrit :

Napelline........ 2 milligr. 1/2

Extrait de réglisse, q. s.

pour un granule. En faire vingt pareils et en donner un toutes les deux heures.

VADE - MECUM

POUR LES

INJECTIONS HYPODERMIQUES

Manuel opératoire. — Avant de se servir d'une seringue, il est nécessaire de s'assurer de son parfait état de propreté, de vérifier son fonctionnement, l'état de l'aiguille.

Nota. — Ces instructions sont extraites de l'excellent ouvrage de MM. Bourneville et Bricon : *Manuel des injections sous-cutanées*, 1 vol. in-18 de 175 p. Paris, 1883, chez Delahaye.

La solution préparée, on remplit l'instrument, en ayant soin qu'il ne contienne pas d'air, puis l'on trempe l'aiguille dans un peu d'huile phéniquée.

Ici l'on se trouve en présence de plusieurs procédés : les uns recommandant d'introduire l'aiguille seule d'abord, puis d'y ajuster la seringue ; les autres, au contraire, et c'est la généralité des médecins, introduisant l'aiguille déjà ajustée à l'instrument.

Les premiers font valoir que certains accidents sont plus facilement évités par leur procédé ; que si, par exemple, l'aiguille a pénétré dans une veine, la sortie du sang ou la mobilité de l'aiguille en avertit l'opérateur, etc. ; nous croyons que ces accidents sont peu à redouter, et en tous cas que les avantages de cette méthode sont loin de compenser ses inconvénients, tels que de nécessiter un temps plus long, d'amener plus facilement des dilacérations du tissu cellulaire, etc. Les partisans de la seconde méthode introduisent l'aiguille, soit lentement, soit brusquement.

Pour introduire l'aiguille dans le tissu cellulaire sous-cutané, l'opérateur saisit un pli de la peau entre le pouce et l'index de la main gauche, de telle sorte qu'il soit bien tendu, puis, il introduit la pointe de l'aiguille à la base de ce pli, sous un angle d'environ 45°. Ceci fait, abandonnant le pli de la peau à lui-même, il maintient immobile entre le pouce et l'index de la main gauche la canule de l'aiguille pour éviter que celle-ci, par des mouvements de latéralité, ne dilacère les tissus, et de la main droite pousse l'injection en tournant la barette, ou en appuyant doucement sur la cupule qui couronne la tige du corps de pompe à l'extérieur.

Si l'on doit injecter une pleine

seringue de liquide il est nécessaire de ne le faire qu'avec lenteur, et même de s'arrêter quelques secondes à la 5ᵉ, la 10ᵉ et la 15ᵉ division.

L'aiguille se retire en lui faisant suivre la même direction que lors de son introduction ; il faut aussi avoir soin d'appuyer l'index gauche au niveau de la piqûre, afin d'éviter la sortie du liquide ou son introduction dans le derme.

Il ne reste plus qu'à nettoyer et au besoin à désinfecter l'instrument. Dans ce but, il convient surtout de chasser ce qui pourrait rester de liquide dans l'aiguille, et de ne la remettre en place que munie de son fil d'argent, ou, ce qui vaut mieux, d'une soie de cochon ou de sanglier.

S'il est important de se servir de solutions bien dosées, il ne l'est pas moins de connaître exactement la capacité réelle de la seringue dont on fait usage ; il ne faut pas oublier que, quelque soin que le fabricant ait apporté à la construction de son instrument, il existe souvent des différences dans le calibre d'une seringue à une autre.

Pour contrôler la capacité d'une seringue, on la pèsera d'abord pleine d'eau, puis vide ; on s'assurera ensuite si elle est calibrée régulièrement dans toutes ses parties par plusieurs pesées successives, la seringue contenant une certaine quantité d'eau correspondant à un certain nombre de tours ou de degrés.

Les seringues, dont on se sert habituellement, contiennent presque toutes un gramme d'eau distillée (vingt gouttes).

Accidents locaux. — De même que toutes les méthodes thérapeutiques, la méthode hypodermique n'est pas sans offrir des inconvénients. Ils proviennent, soit de la substance elle-même ou de son excipient, ou bien encore de l'inexpérience et de la maladresse de l'opérateur.

La piqûre par elle-même peut occasionner de la *douleur* ; elle est toujours passagère et légère, si la pointe de la canule est assez fine et bien acérée ; le plus souvent cet accident est dû à l'opérateur, soit que la pointe de l'instrument n'ait pas dépassé le derme, soit que l'injection ait été faite trop brusquement, ou bien encore parce que l'instrument, mal fixé, a dilacéré les fibres du tissu connectif ou que sa pointe a atteint un nerf.

La *malpropreté* de la canule, voire même celle des opérateurs, peut aussi devenir une cause d'accidents, et des plus graves.

La petite *hémorrhagie*, parfois provoquée par la piqûre, est de peu d'importance et est à négliger. En est-il de même de l'introduction (suivie de l'injection) de la canule dans un vaisseau ? Généralement oui, si la solution est parfaitement limpide, non irritante, et si la dose de médicament injecté, l'absorption ne pouvant être contrebalancée par l'élimination, ne peut produire d'accidents toxiques.

L'*injection d'air* est généralement de peu de gravité. Il en est autrement de l'*introduction du liquide dans l'épaisseur du derme* ; dans ce cas, outre la douleur et la résistance opposée à la marche du piston de la seringue, on note un soulèvement de l'épiderme, ressemblant assez bien aux *plaques d'urticaire*, laissant quelquefois, après lui, une *eschare superficielle*.

Un accident fréquent, de minime importance du reste, est l'*ecchymose* : cet accident est attribuable souvent à la trop grande force avec laquelle l'injection est faite ; toutefois, bien qu'on ait pris les plus minutieuses précautions, on peut déterminer une ecchymose chez les sujets dont la peau est délicate.

Une trop *grande quantité de liquide* injectée dans le même point peut aussi occasionner de la douleur, des ecchymoses, des escharès, des abcès, etc.

On a donné le conseil d'introduire l'aiguille profondément dans le tissu cellulaire, puis de la retirer quelque peu pour frayer une voie au liquide ; il est fort douteux que ce procédé soit de quelque utilité. On a aussi conseillé de pousser l'injection au niveau du fascia superficialis (entre le tissu sous-cutané et l'aponévrose musculaire), se basant sur ce que le liquide injecté se répartit mieux, sur la moindre sensibilité du fascia, sur le peu de danger que, dans ce cas, le liquide sorte par la piqûre, etc. ; le conseil est bon, mais la difficulté est dans son application.

Une autre cause de *douleur* est l'infériorité de la *température du*

liquide injecté à celle du corps. Pour
y obvier, il est bon de se servir de
solutions dont la température se
rapproche de celle du corps ; cette
précaution est ordinairement négli-
gée et d'ailleurs, disons-le, sans
préjudice bien appréciable pour le
malade.

La *sortie d'une partie du liquide*
n'est imputable qu'à la négligence
de l'opérateur, ou au trop gros calibre de la canule.

Si le *choix du lieu* de l'injection
n'est pas indifférent sous le rapport
de l'absorption, il ne l'est pas non
plus sous celui des accidents qui
peuvent survenir ; d'une façon générale, plus l'injection est pratiquée
loin du tronc, plus elle expose à des
complications locales ; il y a lieu
de tenir compte : 1º de l'irritation
que les frottements des vêtements,
la marche, les travaux manuels, etc.,
sont capables de produire sur la
piqûre ; 2º de la laxité plus ou moins

grande du tissu cellulaire sous-cutané ; 3° enfin il convient d'éviter, à moins d'indication contraire : *a*) les régions où siègent les gros vaisseaux, *b*) les parties très innervées, *c*) celles où la peau n'est séparée du tissu osseux que par une mince couche de tissu cellulo-adipeux (face interne du tibia, etc.), *d*) le voisinage trop immédiat des articulations, à moins d'indications spéciales, etc., etc.

Les individus cachectiques, hémophiles, diabétiques, alcooliques, etc., tous sujets prédisposés à des accidents divers, exigent que l'on apporte les plus grands soins dans le manuel opératoire. Dans un autre ordre d'idées, il est prudent de s'abstenir des injections hypodermiques, ou au moins d'user de précautions antiseptiques, quand on se trouve en présence de maladies infectieuses, érysipèle, etc.

Les accidents peuvent être pro-

voqués par les *poussières*, les *dépôts*,
les *champignons*, les *cristaux* formés
dans les solutions trop concentrées,
etc., qui préexistent ou se déve-
loppent ultérieurement dans les solutions. Enfin, le médicament lui-
même peut être incriminé, qu'il ne
soit que tenu en suspension, comme
le calomel, etc., ou qu'il soit peu
ou point absorbable (emmagasine-
ment du mercure de M. Luton).

On a publié quelques rares cas de
tétanos attribués à des injections de
sulfate de quinine, mais ces observations ne semblent pas exemptes
de toute objection.

On doit éviter de pratiquer des
injections au nez, aux oreilles, aux
différentes parties du cou, au scro-
tum, au creux axillaire, à l'aine,
aux doigts, etc., ainsi que sur les
régions œdématiés, ou qui sont le
siège de stases, inflammations ou
extravasations.

Les désordres locaux observés,

surtout au début de la méthode, ont été souvent dus à l'imperfection de l'instrument employé, aux dimensions exagérées de la canule, au pouvoir irritant des substances, à la mauvaise exécution de la petite opération. Tous ceux qui ont pratiqué un certain nombre d'injections savent que le nombre des accidents est, après un certain temps, beaucoup plus restreint qu'au début.

Voici maintenant un choix des formules les plus usitées dans la médication hypodermique, d'après MM. Bourneville et Bricon. •

Digitaline...... 1 centigr.
Alcool à 95.....
Eau distillée... } āā 5 cent. cubes.

ADRIAN.

Chaque centimètre cube de cette solution contient un milligramme de digitaline.

—

Digitale d'Homolle et
Quevenne .... 1 gr.
Alcool ....
Eau distillée .... } ā̄ 250 —

GUBLER.

10 gouttes, soit 50 centigr., équi-
valent à un milligr. de digitaline.

—

Extrait aqueux d'ergot
de seigle .... 2 gr.
Eau distillée ....
Glycérine pure .... } ā̄ 10 —

Chaque gramme ou 20 gouttes
contiennent 10 centigrammes d'ergotine.

—

Ergotine .... 1 gr.
Eau de laurier-cerise..... 5 —

15 à 20 gouttes en une fois, tous
les deux à cinq jours. VIDAL.

—

Ergotine .... 1 gr.
Glycérine..... .... 4 —
Eau distillée.......... 4 —
Eau de laurier-cerise.. 2 —

Hémoptysie apyrétique des tuberculeux ; 2 3 et quelquefois 4 injections d'un gramme dans la journée.

JACCOUD.

—

Ergotine . . . .   0,10 cent.
Alcool rectifié. . . .)
Glycérine pure . . .) $\overline{aa}$ 4 gr.

6 à 10 gouttes correspondent à 3 et 6 milligr. d'ergotine. EULENBURG.

—

Ergotine . . . . :   20 centig.
Acide lactique.   10   —
Alcool . . . .   2 cent. c.
Eau de laurier-cerise . .   20   —
Eau distillée, q. s. pour. 100   —

1 centim. cube (1 gr.), contient 2 milligr. d'ergotine.

DUJARDIN-BEAUMETZ.

—

Peptone mercurique
   ammonique. . . . . .   0,40 centig.
Eau distillée . . . .   30 gr.

5 milligrammes de sublimé par seringue contiennent 1 gramme 20.

Cette solution se conserve pendant quelques jours ; la solution suivante est plus stable :

Peptone mercurique
    ammonique...... 0,40 centig.
Eau distillée....... 25 grammes.
Glycérine neutre.... 6 —

Enfin la solution ci-dessous serait tout à fait stable :
Peptone mercurique
    ammonique...... 0,40 centig.
Glycérine neutre... 36 grammes.

En dernier lieu, M. Martineau a administré hypodermiquement des solutions plus concentrées, préparées par M. Delpech et ainsi composées :
Peptone en poudre
    de Catillon...... 9 grammes.
Chlorure d'ammo-
    nium pur....... 9 —
Sublimé corrosif... 6 —

            24 grammes.

On dissout cette peptone mercurique dans :

Glycérine pure. 72 grammes.
Eau distillée... 24 —

5 grammes de cette solution filtrée contiennent 25 centigrammes
de sublimé, qui, étendus de 25 gr.
d'eau distillée, donnent une solution hypodermique renfermant exactement, par seringue de 1 gr. 20,
10 milligrammes de sublimé.

———

Chlorhydrate de morphine. 1 gr.
Eau de laurier-cerise...... 50 —
Soit 2 centigrammes par gramme
ou 20 gouttes de la solution.

———

Chlorhydrate de
    morphine....... 0,10 centigr.
Sulfate neutre d'a-
    tropine......... 0,01 —
Eau de laurier-ce-
    rise........... 20 grammes.
Un gramme (soit 20 gouttes) de
cette solution contient 5 milligr.

de morphine et un demi-milligr.
d'atropine.

—

Chlorhydrate de mor-
    phine............... 0,10 centigr.
Hydrolat de menthe. 9 grammes.
Alcoolat de menthe.. 1 —
DELIOUX DE SAVIGNAC.

—

Sulfate de quinine.. 1 gramme.
Chlorhydrate de mor-
    phine.............. 0,10 centigr.
Acide chlorhydrique
    dilué............. 0,70 —
Eau distillée....... q. s.
    pour que la solution atteigne le
    poids de 5 grammes.
BERNATZIK.

Un centim. cube contient 20 centigrammes de sulfate de quinine et
2 centigr. de chlorhydrate de morphine.

—

Sulfate de quinine..   4 grammes.
Acide sulfurique di-
lué..............   XI gouttes.
Eau distillée.......   31 grammes.

Cette solution, recommandée par M. Bartholow, devra être filtrée avec soin pour enlever les parties de sel non dissoutes et les corps étrangers ; 15 à 30 gouttes seraient suffisantes (la seringue contient environ 12 centigr. de sel).

—

Bisulfate de quinine.   1 grammc.
Glycérine..........   10   —

EULENBURG.

Chaque seringue, ou 20 gouttes, contient 10 centigrammes de sel ; une à deux seringues sont généralement suffisantes, éventuellement on peut encore y ajouter même quantité d'eau distillée.

—

MÉMORIAL
THÉRAPEUTIQUE

—

Accouchement laborieux (dysto-
cie, inertie utérine). — S'assurer
des causes qui peuvent être : 1º étroi-
tesse du bassin; alors secours
chirurg.; 2º contract. spasmod. du
col; alors bains tièdes, prépar. belladone; inertie de la matrice; alors
bains tièdes, prépar. seigle ergoté.

Acné. — Traitement de l'acné
érythémateuse de la face, p. 202.

Adénite. — Traitement de l'adénite chronique (Gueneau de Mussy),
p. 207.

Albuminurie. — Toniques, régime
lacté. Tannin. Benzoate de lithine
(Trehyou), p. 197.

Aliénation mentale (folie, mono-
manie, manie, démence). — Mettre
en activité toutes les facultés qui
sont restées saines; récréations et
travaux variés. Direction morale
incessante. Isolement quand il est
indispensable pour le traitement
moral ou pour la sécurité. Douches
froides comme moyen d'action.
Bains prolongés dans la période aiguë. Emissions sanguines.

Alopécie. — Solution contre le-

cher les causes et les combattre.
Névroses. Hystérie. Hypochond.
Névralg. Rhumatism. Syphilis. Cigarettes d'éther. Bromure de camphre (Clin).

ANTHRAX (furoncle). — Arsenicaux comme prophylactiq.

AORTITE (v. Anévrysme).

APHTHES. — Maintenir l'alcalinite
de la salive par la mastication ou
la succion; alcalins administrés en
boissons. Purg. légers. Borate de
soude. Tablettes comprimées de
Wyeth.

APOPLEXIE (congest. ou hémorrhagie cérébr.). — Placer le malade
dans une position horizontale.
Emiss. sang. Glace sur la tête. Lavem. purg.

ARTHRITIS. — Sirop antiarthriti-
que de Bazin, p. 78.

ASCARIDES VERMICULAIRES. — Lav.
eau froide. Lav. aloétiq. Eau mercure simple. Semen contra.

ASTHME. — Solution de Huchard,
p. 36. Papier Gicquel. Capsules Clin
au bromure de camphre.

BLENNORRHAGIE (gonorrhée, uré-
thrite, chaudepisse). — Bols de Si-
monnot, p. 33. — Crayons médicamenteux, p. 63. — Injection de
Darmecq, p. 76. — Injection au
sulfate de cuivre, p. 83. — Traite-

ment de Diday, p. 154. — Essence de Santal, p. 208. Capsules et inj. Mathey Caylus.

BLÉPHARITE CILIAIRE. — Pommade au précipité, p. 100.

BRONCHITE, RHUME, CATARRHE. — Traitement de J. Simon, p. 88. — Sirop de Faraut, p. 109. — Potion de van den Corput, p. 164. — Traitement de Baumetz, p. 165 ; de Noël Gueneau de Mussy, p. 165. — Pilules de goudron, p. 174. Sirop et pâte de Berthé.

BRULURES. — Eau glacée. Irr. d'eau froide. Bains prolongés. Pulpes de pommes de terre. Collod. ricin. Lin. Oléocalcaire. Pâte phéniquée, p. 86. — Vaseline, p. 189.

BUBONS.—Traitement avortif, p. 80.

CALCULS BILIAIRES. — Obtenir une selle régulière par jour par l'habitude des heures. Alimentation herbacée, une salade de feuilles chaque jour ; pommes de terre au lieu de pain ; racines.

CANCERS. — Aliment. végét. Beaucoup d'exercice. Hydrothérapie. Bains de mer. Frictions journalières de la peau, rudes et longues. Pâte caustique de Bougard, p. 189.

CANCER DE L'UTÉRUS. — Flèches de nitrate de plomb, p. 30. — Traitement de Gallard, p. 92.

Carie dentaire. — Traitement par l'iodoforme, p. 102. Gouttes de Mathey Caylus.

Cérumen (bouchons de —). — Traitement de Baratoux, p. 167.

Chancre simple. — Acide pyrogallique, p. 99. — Traitement de Langlebert, p. 194.

Chlorose (anémie). — Aliment, réparat. Viande. Huile de foie de morue. Beurre. Thé de bœuf. Poudre de sang. Bon vin. Exercice au grand air et au soleil. Frict, sèch. à la brosse de caoutchouc. Bains de mer. Hydrothérapie. Eau de Pougues. Ferrugineux. Traitement de Gallard, p. 71. — Elixir ferrugineux, p. 138. — Pilules de Huchard, p. 146. — Pilules ferrugineuses, p. 150. — Eau de Pougues, de Renlaigue. Dragées Rabuteau. Vin ferrugineux de Burroughs.

Choléra asiatique épidémique. — Rubéfiants, sinapismes. Bains chauds. Bains de vapeur. Hydrothérapie. Frictions. Boules et sable chaud. Prépar. opiac. Menthe poivrée. Eau de Seltz. Pot. Rivière. Punch. Ether sulfuriq. Chloroforme.

Chorée. — Gymnastique. Aliment. réparat. Hydrothérapie. Bains froids. Bains de mer. Bains sulfureux. Frictions. Pilules Méglin. Opiacés arsenicaux. Strychnine. Castoréum

et autres antispasmodiques. Brom.
de camphre (Clin).

Cœur (Maladies du —). — Traitement de Peter, p. 157. — Potion hydragogue, p. . — Vin hydragogue, p. 168. — Inhalation de trinitrine. Caps. Clin au brom. de camph.

Colique des enfants. — Sirop de chicorée. Huile d'amandes douces.

Coliques hépatiques. — Chloroforme. Perles d'éther. Eaux minérales alcalines. Aliment. herbacée. Salade. Pommes de terre. Eau chloroformée, p. 122. — Benzoate de lithine (Trehiou), p. 197.

Constipation. — Fève de Calabar et glycérine, p. 90. — Purgatif au séné et au chloral, p. 135; au jalap, p. 215.

Convulsions des enfants.— Purgatifs légers. Sirop de chicorée. Carbonate d'ammon. Essence de térébenthine en frictions.Bains tièdes prolongés.Brom. de camphre (Clin).

Coqueluche. — Sirop d'ipéca. Pastilles d'ipéca. Bromure d'ammonium. Potion de Baumetz, p. 62. — Poudre de Marcoud, p. 87 — Sirop de drosera, p. 98. — Pour le traitement, v. p. 57. Pilules Clin au sulfate d'atropine.

Cors aux pieds.—Emplâtre d'acét. de cuivre. Remède populaire, p. 145.

Coryza. — Respirer des vapeurs ammoniacales. Sels ammon. anglais. Camphre râpé. Poudre sternutat. Poudre olf. mercur. Poudre sous-nitrate bismuth. Olfactorium de Hager, p. 152. — Sulfate d'atropine, p. 160.—Poudre de Beverley, p.193.

Coupures. — Mélange pour pansement, p. 28.

Coxalgie.— Huile de foie de morue.

Croup (diphthérite, laryngite diphthéritique). — Pulvérisations phéniquées. Topique de Larmande, p. 86. — Gouttes antiseptiques, p. 96. — Formule de Page, p. 177; de Harries, p. 178; de Raulich, p. 179; de Atkinson, p. 180; de Waren, p. 181; de Castrucci, p. 181; de Bouchut, p. 182; de Galeani, p. 182; de Guttmann, p. 184; de Rorach, p. 185; de Letzerrich, p. 185.

Cystite. — Bains tièdes. Vider la vessie régulièrement toutes les six heures et complètement avec la sonde. Laver la vessie avec irrigat. d'eau phén. Lavement avec laudan. Sydenh. Injection nitrate argent. Sirop diurétique balsamique à l'extrait de Buchu, p. 197. — Benzoate de lithine (Trehiou), p.197. Capsules Mathey Caylus.

Dartres (traitement des —), p.

153. Traitement de Royat. La Bour-
boule.

DELIRIUM TREMENS. — Chloroforme. Solanées vireuses. Atropine.
Prépar. opiacées. Emploi de la vératrine, p. 201. Bromure de camphre
(Clin).

DIPHTHÉRIE (voyez Croup).

DENTITION DIFFICILE. — Sirop de
dentition. Carbonate d'ammoniaque. Potion calmante, p. 126, 161.
— Dentition (Hygiène), p. 84, 147.

DENTS (douleurs). — Mixture calmante de Redier, p. 149.

DIABÈTE SUCRÉ. — Glycosurie.
Supprimer les boissons et les aliments sucrés. Supprimer ou diminuer la quantité de pain et de féculents suivant l'état des urines,
qui devront être journellement es-
sayées. Prescrire la viande, les
œufs, les poissons, les légumes non
féculents, le pain de gluten, le cho-
colat au gluten sans sucre. Aliments
variés. Aliments gras. Huile de foie
de morue de Hogg. Vins généreux,
un litre par vingt-quatre heures.
Café et thé sans sucre. Viande crue.
Gymnase. Iodoforme, p. 69. — Liqueur arsenico-bromurée, p. 170.—
Eau de Pougues. Benzoate de lithine
(Trehiou), p. 197. Saison à Pougues.

DIARRHÉE. — Prépar. opiacée.
Lavem. morphine. Diascordium.

Lavem. pavot et amidon. Lavem. amidon laudanisé. Pil. de Huard, p. 34 ; de Huchard, p. 71. — Potion astringente,p.146.—Hazeline,p.189.

Diarrhée des enfants.— Poudre de Rovira, p. 213.

Dysenterie. — Repos. Antiphlogist. Opium et produits opiacés. Prépar. d'aconit. Calomel. Sous-nitrate bismuth. Ac. gallique.Tannin. Benjoin. Guarana. Matico.

Dysménorrhée. — Chloroforme. Coloquinte. Aloès. Acétate d'ammoniaque. Rue. Emploi des salicylates, p.45.Pilules antispasmodiques,p.80.

Dyspepsie. — Exercice. Hydrothérapie. Frictions. Pain rassis. Bonne mastication.— Contre l'atonie gastro-intestinale. Poudre de G. Sée, p. 33. — Poudre digestive, p. 88. — Eau de Pougues. Pepsine de Hogg. Vin de pepsine, p. 113. Eau chloroformée, p. 122. — Potion de Audhoui, p. 188. Extr. de malt de Kepler.

Dysurie. — Bains tièdes. Catapl. émoll. Catapl. laudanisés.

Eclampsie. — Calomel à doses réfractées. Affusions d'eau froide. Inject. morphine. Emiss. sanguines.

Eczéma. — Limon. nitrique. Liqueur arsenic. de Biett. Pil. arséniate de fer. Traitement de Royat.

Engelures. — Teint. de benjoin. Alc. camphré. Sous-acétate de plomb.

Entorse (foulure). — Immersion immédiate du membre dans l'eau froide. Eau blanc. Eau végét. minérale. Alcool vuln Eau-de-vie camphrée. Sangsues. Elévation du membre. Repos.

Empoisonnement (voy p. 1 à 109).

Engelures. — Traitement, p. 145-146.

Entérite. — Traitement de l'entérite nerveuse, p. 203.

Epilepsie. — Noix vomique. Brucine. Strychnine. Brom. de camphre (Clin).

Epistaxis. — Glace sur le front. Pédiluves. Sinap. Inject. perchlor. fer. Tamponnement.

Erections erotiquēs. — Bromure de potassium. Bromure de camphre (Clin).

Erysipèle. — Diète. Vomitifs. Purgatifs. Boissons tempérantes. Collodion élastique. Catap. fécule. Alcoolature d'aconit. Eau de sureau. Traitement local, p. 61. — Préparations de résorcine, p. 175.

Fièvres intermittentes. — Préparation de quinquina jaune, rouge, quinine et sels de quinine. Préparations de resorcine, p. 175. Pilules Moussette à l'aconitine.

Fièvre puerpérale. — Sulf. quinine. Antiphlogistiques.

Fièvre typhoïde. — Traitement par le jaborandi, p. 163. — Potion à l'extrait de quinquina, p. 209. — Lavement au camphre, p. 2010. — Chez les enfants, pommade au sulfate de quinine, p. 211.

Fissures a l'anus. — Nitrate d'argent. Lav. ratanhia. Opération. Vaseline, p. 189.

Gale. — Fumig. Soufre. Bains sulfureux. Pommade d'Helmerich modifiée, p. 38.

Gangrène. — Poudre de quinquina jaune; poudre; charbon et quinquina.

Gastralgie. — Préparat. éthérées. Perles d'iodoforme. Perles d'éther. Valérianate de zinc. Noix vomique. Brucine. Strychnine. Préparation d'opium. Thériaq.

Goutte. — Supprimer les boissons alcooliques et les corps gras. Exercices. Prépar. colchique. Iodure de lithium, p.78.Sol.Clin au salicyl. de soude.

Gravelle urique. — Mixture de Golding Bird, p. 161. — Benzoate de lithine (Trehiou), p. 197.

Grippe. — Diète. Eméto-cathartiques. Vomitifs. Purgatifs. Pédiluves révulsifs. Boissons diaphorét.

Haleine fétide. — Charbon. Injections avec hazeline étendue de moitié d'eau. Dentifrice phéniqué de Bobœuf.

Hémoptysie. — Repos absolu. Révulsifs. Potion de vin de Vogel, p. 34. Potion hémostatique, p. 127.

Hémorrhoides. — Suppositoires à l'iodoforme, p. 79. — Racine de consoude, p. 120. — Hazeline, p. 189.

Hydrocèle. — Suspensoire, teint. d'iode. Ponction. Injections vineuses, iodées, alcooliques.

Hydropisies. — Antiphlogist. Nitrate potasse. Prép. de scille, caïnça, digitale, colchiq. Vins : scillitiques, diurét. hydragogue.

Hygroma. — Teinture d'iode. Repos. Compression.

Hypertrophie du cœur. — Digitale. Bromure de camphre (Clin).

Hystérie. — Opium. Solanées vireuses. Atropine et ses prépar. Préparat. éthérées. Brom. de camphre (Clin). Pilules Moussette.

Iléus (coliques de miserere). — Antispasmodiques. Narcotiques. Solanées vireuses. Purgatifs drastiques, p. 212.

Impétigo. — Lot. astring. Solut. nitr. d'argent. Catapl. fécule. Sulfate de fer.

Incontinence d'urine. — Pil. Atropine et ses préparations. Inject. d'ergotinine Tanret (sous cutanées). Appareils urin.

Insomnie. — Narcotique. Chloral. Bromure de potassium. Piscidia erythrina, 158.

Ivresse (Voyez traitement, p. 4).

Lait. — Moyen de faire reparaître la sécrétion du lait, p. 172.

Laryngite. — Rechercher la cause et traiter l'affection principale. Badigeonnages à la coca, p. 21. Tablettes de Wyeth.

Laryngite striduleuse. — Trait., p. 104, 120. — Erythème laryngien. Pilules de Gueneau de Mussy, p.162.

Lupus (esthiomène). — Glycérine. Huile de cade. Huile de foie morue. Pommade de Lutz, p. 115.

Mal de mer. — Pepsine, p. 30.— Bromure d'ammonium, p. 48.

Méningite. — Emission sang. Sangsues derrière les oreilles. Antiphlogistiques. Boiss. tempérances. Diète. Glace sur la tête.

Mentagre. — Traitement, p. 117.

Métrite. — Traitement, p. 97.— Voyez utérus.

Métrorrhagie (hémorrhagie). — Position horizont. Glace sur l'abdomen. Irrig. vaginale d'eau froide.

Limonade sulfurique. Préparations de seigle ergoté. Tannin et autres astringents. Poudre astringente. Teinture d'aconit, p. 91. — Potion hémost., p. 127.— Hazeline, p. 189. Inj. sous-cut. d'ergotinine Tanret.

MIGRAINE, CÉPHALÉE. — Bains de pieds. Sinap. Perl. d'éther. Chloroforme en frict. Eau sédative. Bains de mer. Pil. Mousset à l'aconitine.

MONNAIE. — Traitement à suivre lorsqu'une pièce de monnaie a été avalée, p. 14.

MORPHIOMANIE.—Traitement,p 66.

MORSURES DE CHIENS, DE SERPENTS, D'INSECTES.—Voy. traitement, p. 15.

MUGUET.— Oïdium albicans, collutoires, gargarismes et breuvages alcal. Chlorate de potasse. Tablettes de Wyeth. Collutoire de Gubler, p. 106.

NÉPHRITE. — Traitement par le régime, p. 49.

NÉVRALGIES.—Préparat. opiacées. Empl. et mouches d'opium. Sparadrap d'opium. Chloroforme en frictions. Morphine. Injections sous-cutanées de morphine. Solanées vir. Préparat. d'atropine, de belladone, de jusquiame, de stramonium, de ciguë, de camphre, de valériane. Perles d'essence térébenthine.

NÉVRALGIE FACIALE.— Poudre de

Lombard, p. 105. — Liniment de Gueneau de Mussy, p. 153. — De Liégard, p. 154. — Inj. hyp. de strychnine, p. 166. — Pilules de Laënnec, p. 157. — Bromhydrate de quinine, p. 244.

Obésité. — Stimulants. Astrin-gents. Abstinence des alcooliques et des corps gras. Exercices. En-traînements.

OEdème de la glotte. — Traite-ment, p. 77.

Orchite blennorrhagique. — Suspensoir. Diète et repos. Applic. d'eau froide; décoction orge miellé. Sangsues aine et périnée, bains, boissons rafraîch. Catapl. émoll. Onguent mercuriel belladoné. Empl. de Vigo.

Otite. — Emiss. sang. Révulsifs internes et externes. Préparations opiacées.

Panaris. — Pommade jaune de mercure, iodure de potassium, p.162.

Pansements (avec l'étoupe anti-septique), p. 111. — Avec l'haze-line, p. 189. — Pâte de Lister, p. 116. — Poudre antiseptique, p. 138. — Cellulose, p, 173. — Gaze antiseptique, p. 157. Coton hydro-phile de Lawton.

Paraphimosis (phimosis). — Tenter la réduction des parties. Applications d'eau glacée. Sangsues. Antiphlogistiques. Pomm. belladonée.

PEAU (Taches pigmentaires de la —).—Traitement de Hebra, p. 41. —Traitement de l'intertrigo des enfants, p. 61. — Traitement de l'eczéma, p. 86; de l'herpès, p. 94; du favus, p. 101; de l'acné, p. 202; de la mentagre, p. 117. — Lotion au soufre, p. 198; au camphre, p. 198; naphtol, p. 128, 153; iodure d'arsenic et de mercure, p. 138.— Traitement du sycosis, p. 140; du psoriasis, p. 141.

PÉDICULI (vermine, prurigo pédicularis phthiriase). — Camphre. Poudé de staphisaigre. Pomm. mercurielle simple, de cinabre, de cyanure de potassium. Solution au sublimé, p. 114; naphtol, p. 131. — Glycérolé de sublimé, p. 158. — Infusion de pied-d'alouette, p. 208.

POLYURIE. — Traitement, p. 186.

PÉRITONITE. — Emiss. sang. Collodion. Mercuriaux.

PHTHISIE PULMONAIRE. — Emploi des phosphates, p. 41. — Huile de Hogg. Sirop d'hypophosphites de Churchil, p.   .— Traitement de Gallard, p. 66; de Vulpian, p. 63. — Oxalate de cérium, p. 74. — Iodoforme, p. 83. — Sirop de Faraul,

p. 109. — Pilules de Davezac, p. 145. — Elixir créosoté, p. 165. — Extrait de malt de Kepler. Nutrition forcée des phthisiques, p. 204. Sirop de Fellows.

PIQURES (de mouches et de moustiques). — Décoction de quassia amara, p. 205.

PLEURÉSIE AIGUE. — Emiss. sang. Vésicatoires. Antimoniaux. Boiss. émoll. tempér.

PLEURÉSIE CHRONIQUE. — Empl. poix de Bourgogne. Empl. stibié. Pilules de Bouteille, p. 96.

PNEUMONIE. — Emiss. sang. Antimoniaux. Arsenicaux. Alcooliques. Digitale. Potion stimulante, p. 85. — Potion à l'extrait de quinquina, p. 209.

PRURIT. — Lotion de borax. Lotion alcaline. Lotion au chloroforme. Naphtol, p. 128.

PYORRHÉE ALVÉOLAIRE. — Traitement, p. 93.

RHUMATISME ARTICULAIRE AIGU. — Emiss. sang. Boiss. antiphlog. Digitale. Préparat. belladone. Prépar. opiacées de colchique. Poudre de Dower. Bain antirhumatismal, p. 83. — Essence de Wintergreen, p. 107. Sol. Clin. au salicyl. de soude.

SCARLATINE. — Solanées vireuses. Atropine et ses préparations. Pré-

TABLE ALPHABÉTIQUE.

—

Paris. — Typ. A. PARENT, A. DAVY, succ',
52, rue Madame et rue Monsieur-le-Prince, 14.

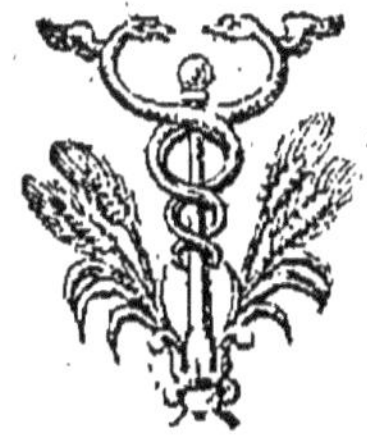